用于国家职业技能鉴定

国家职业资格培训教程

有害生物防制员

YOUHAI SHENGWU FANGZHIYUAN

（基础知识）

本书编审人员

主　编　汪诚信　黄晓芸

副主编　高希武

编　者　孙晨熹　汪诚信　冷培恩　杨华林　赵彤言
　　　　高希武　黄晓芸　曾晓芃

主　审　姜志宽

审　稿　张军平

中国劳动社会保障出版社

图书在版编目(CIP)数据

有害生物防制员：基础知识/中国就业培训技术指导中心组织编写. —北京：中国劳动社会保障出版社，2007

国家职业资格培训教程

ISBN 978-7-5045-6589-1

Ⅰ. 有… Ⅱ. 中… Ⅲ. 有害动物-防治-技术培训-教材 Ⅳ. R184.3

中国版本图书馆 CIP 数据核字(2007)第 147836 号

中国劳动社会保障出版社出版发行

（北京市惠新东街1号 邮政编码：100029）

出 版 人：张梦欣

*

北京市科星印刷有限责任公司印刷装订 新华书店经销

787毫米×1092毫米 16开本 7.5印张 111千字

2007年9月第1版 2025年3月第21次印刷

定价：14.00元

营销中心电话：400-606-6496

出版社网址：http://www.class.com.cn

前　　言

为推动有害生物防制员职业培训和职业技能鉴定工作的开展，在有害生物防制员从业人员中推行国家职业资格证书制度，中国就业培训技术指导中心在完成《国家职业标准——有害生物防制员》（以下简称《标准》）制定工作的基础上，组织参加《标准》编写和审定的专家及其他有关专家，编写了《国家职业资格培训教程——有害生物防制员》（以下简称《教程》）。

《教程》紧贴《标准》，内容上，力求体现“以职业活动为导向，以职业能力为核心”的指导思想，突出职业培训特色；结构上，针对有害生物防制员职业活动的领域，按照模块化的方式，分级别进行编写。《教程》的基础知识部分内容涵盖《标准》的“基本要求”；技能部分的章对应于《标准》的“职业功能”，节对应于《标准》的“工作内容”，节中阐述的内容对应于《标准》的“技能要求”和“相关知识”。

《国家职业资格培训教程——有害生物防制员（基础知识）》适用于对各级别有害生物防制员基础知识的培训，是职业技能鉴定的推荐辅导用书。

本书在编写过程中得到了中国鼠害与卫生虫害防制协会等单位的大力支持与协助，在此一并表示衷心的感谢。

由于时间仓促，不足之处在所难免，欢迎读者提出宝贵意见和建议。

中国就业培训技术指导中心

目　　录
CONTENTS 《国家职业资格培训教程》

第一章

职业道德和职业守则

第一节　职业道德

一、职业道德的概念

1. 道德

道德是根据一定的行为规范和规则，对人的思想和行为做出善恶等方面评价的方式，是衡量一个人品德好坏的客观标准。道德主要体现在道德品质修养、职业道德、家庭道德和社会公德之中。

2. 职业道德

职业道德是指各种不同行业的人，在自己的职业活动中，所应遵循的与其职业活动紧密联系的道德原则和规范的总和。它包括职业观念、职业情感、职业理想、职业态度、职业技能、职业良心、职业作风等多方面的内容。职业道德是整个道德体系的基本组成部分之一；职业道德也是直接影响社会生产的主要因素之一；职业道德又是社会关系中最先发生变化的内容之一，是社会道德在职业生活中的具体化。所以良好的职业道德是企业人员素质的根本，而高质量的服务是企业员工具有良好职业道德的体现。

职业道德是适应各种职业要求而必然产生的道德规范，是人们在履行本职工作过程中所应遵循的行为规范和准则的总和。

有害生物防制员这个职业是社会经济发展的产物，因此也必须遵循社会主义职业道德，以全心全意为人民服务为核心，以积极的劳动态度对待所从事的职业。职业道德是有害生物防制员必须学习掌握并身体力行的行为规范。

3. 职业道德的作用

（1）社会主义职业道德影响社会道德风貌

如果各行各业的职业道德建设逐步完善，广大职工的职业道德意识不断增强，那么，社会道德风貌就会产生显著的变化。所以，职业道德必然成为面向社会实现自身价值的重要标准，起着对外树立行业形象，对内培养和考评人员素质、协调和统一群体风格的作用。因此，在现代社会，职业道德是一种高度社会化的角色道德，在社会道德体系中具有重要地位和作用。

（2）社会主义职业道德能产生强大的精神动力

社会主义职业道德教育紧紧围绕经济建设和改革开放展开，因此，有鲜明的职业特点和生动具体的道德要求，更容易渗透到本职工作的全过程，对培育适应社会主义市场经济需要的职工队伍起着明显的促进作用。

（3）社会主义职业道德有利于端正行业和社会风气

一个社会的风气，是各行各业道德水平的综合反映。各行各业的全体成员都要从我做起，严格履行自己的职业义务，正确行使自己的职业权利，自觉遵守职业道德，必将净化行业风气，使整个社会的道德面貌和社会风气得到进步。

二、职业道德的目标

1. 树立职业理想

人的职业理想的层次越高，越能发挥自己的主观能动性，对社会贡献也就越大。有害生物防制员应该根据自身条件和行业发展的客观需要进行自我设计，树立较高层次的职业理想，做到“干一行、爱一行、专一行”。

2. 培养劳动习惯

有害生物防制员要培养诚实劳动、勤奋工作的习惯，并使之成为自觉行为。

3. 培养职业良心和职业责任

职业良心应该是有害生物防制员发自内心的道德要求，也是有害生物防制员必备的基本素质。职业责任是指有害生物防制员在职业活动中所承担的特定的职责，如应该做的工作、应承担的义务等。

第二节　有害生物防制员职业守则

一、遵纪守法、爱岗敬业

1. 遵纪守法、纪律严明

道德和法律都是调节人与人之间关系的手段。在我国，道德和法律虽然是两种不同的社会规范，但它们在本质上是一致的，都是为社会主义事业服务的，它们之间有着紧密的联系，道德和法律相互作用、相互渗透、相辅相成。法律在培养人的职业道德中具有很重要的作用。法律本身也体现了职业道德的精神，是培养和推进职业道德品质的有力武器。所以，遵纪守法是每个公民及从事任何职业的劳动者都必须具备的基本道德规范。有害生物防制员要牢牢记住遵纪守法是公民的责任与义务，要知法守法，模范执行国家法律、法规和各种规章制度。

有害生物防制员要做到遵纪守法，应首先学法、知法，增强法制意识，同时还应遵守本企业的劳动纪律、财务纪律、保密纪律、组织纪律等。

一是要遵守劳动纪律。不擅自代班代岗，不迟到早退，不串岗离岗；不聚众聊天、嬉笑打闹；工作时间不干私活，不看与工作无关的书报，不占用电话聊天。

二是要遵守业务纪律。认真执行各项管理制度和业务操作规程；严禁在工作中弄虚作假，违章作业。

2. 热爱岗位、敬重职业

爱岗敬业是有害生物防制员应当共同遵守的职业道德，是最基本的职业道德规范。爱岗就是热爱本职工作，敬业就是要用恭敬严肃的态度对待自己的工作。爱岗和敬业是相互联系的；无论任何人，只有对自己的工作投入，无限热爱自己的工作，才能做好本职工作。爱岗敬业是中华民族的传统美德。爱岗是对有害生物防制员的基本要求，敬业是对爱岗的升华。爱岗敬业的最高要求是投身于社会主义事业，全心全意为人民服务。

爱岗敬业是人类社会最为普遍的奉献精神，看似平凡，实则伟大。一份职业，一个工作岗位，都是一个人赖以生存和发展的基础保障。同时，一个工作岗位的存在，往往也是人类社会存在和发展的需要。所以，爱岗敬业不仅是个人生存和发展的需要，也是社会存在和发展的需要。爱岗敬业应是一种普遍的奉献精神。

敬业是一种高尚的品德。它表达的是这样一种含义：对自己所从事的职业怀着一份热爱、珍惜和敬重，不惜为之付出和奉献，从而获得一种荣誉感和成就感。可以说，如果社会各个行业的人们都具有敬业精神，社会就会更加文明进步，更加充满生机和活力。敬业精神是和兢兢业业、精益求精的工作态度联系在一起的，是和诚实守信、质量效率联系在一起的。敬业精神是支撑现代社会的精神支柱之一。它是人们对自己所选择的职业的高度认同和热爱，同时也是社会责任感的具体化，因此是一种发自内心的持久的动力，而不是一时的激动和热情。它是一种职业素质、职业精神的表现，是一种做事做人的境界。对于一个社会来说，一定人群达到这种境界是需要很多条件的，也需要很长时间和多方面的努力。令人感到振奋的是，在 2004 年抗击“非典”行动中，最感动人们、激励人们，也最让人们对战胜“非典”有信心的，就是许多职业人士的敬业精神。

二、团结协作、认真负责

1. 精诚团结、善于合作

古往今来，人们都十分注重团队精神。所谓团队精神，是指团队成员为了团队的利益与目标而相互协作的作风。团队精神的核心是奉献，奉献成为激发团队成员的工作动力，为工作注入能量。团队精神的精髓是承诺，团队成员共同承担集体责任。没有承诺，团队如同一盘散沙。忠于承诺，团队就会齐心协力，成为一个强有力的集体。

在企业与员工之间的关系上，团队精神表现为员工对企业的强烈归属感，员工把企业当成“家”，把自己的前途与企业的命运联系在一起，愿意为企业的利益与目标奋斗。员工在处理个人利益与集体利益的关系时，员工能以集体的利益为重，努力做到集体利益与个人合法利益的统一。

在员工之间的关系上，团队精神表现为员工之间的相互协作。员工彼此间利益共享，相互宽容，彼此信任。在工作上互相协作，在生活上彼此关怀，员工和谐相处，凝聚力强，追求团队的整体绩效。

企业员工之间相互沟通、交流和合作已成为一种必需。团队中的每个成员都必须精诚团结，善于合作，只有这样才能搞好工作，发展事业。如果没有团队精神，不善于与人合作，到头来只能是走更多的弯路，影响自身的发展。

团队精神是现代企业精神的重要组成部分，是促进企业凝聚力、竞争力不断增强的精神力量。成功的企业，都有一个共同点，即企业内部上下同心，企业各部门相互支持，协调一致。企业员工之间，虽不提倡生死之交，但一定要做到风雨同行、同舟共济。没有团队合作的精神，仅凭一个人的力量无论如何也达不到理想的工作效果；只有通过集体的力量，充分发挥团队精神才能使工作做得更出色。

有害生物防制工作是一项系统的大社会、大卫生工程，既需要全社会参与，人人动手，又需要有害生物防制专业队伍的通力合作，发挥专业技术优势，因此，在有害生物防制工作中，团结协作和密切配合就显得尤为重要。团结协作是人们道德修养的重要组成部分之一，是企业文化的重要内容。每个有害生物防制员都要讲团结，将个人融合于集体之中，具体要做到：

一是服从上级，听从指挥。严格按照上级批示办事，自觉服从上级领导，为上级排忧解难。

二是尊重同事，和谐共处。同事之间应相互理解、支持，真诚相待；严于律己，宽以待人，不拉帮结派，不拆台；分工协作，不争功诿过，不自以为是。

三是诚信服务，尊重对方。要以诚信规范的服务风貌、积极热忱的工作姿态赢得服务对象的信任、支持和配合。

2. 认真负责、任劳任怨

认真负责是一种最基本的敬业精神，也是有害生物防制员应尽的义务。爱岗敬业就是要忠于职守，尽心尽力做好本职工作，切实有效地服务。因此，有害生物防制员要遵守工作制度，坚守工作岗位，认真负责地完成工作任务，做到司其职，尽其责。

首先，要具有强烈的事业心和高度的工作责任感，以做好本职工作为己任。有理想、有目标、有追求，矢志不渝地顽强奋斗和承担起相应责任。要以高度的社会责任心和做好本职工作的责任感，克己奉公，恪尽职守，以饱满的工作热情，勤勤恳恳、任劳任怨地做好本职工作。

其次，要精益求精，一丝不苟。既要有量上的追求，更要在质上有所提高。为此，必须认真钻研业务，熟悉工作。

在这个世界中，任何人都不能回避“认真”二字，只有“认真”才能有所成就，才能成功。人们要想做成任何事，没有全身心投入的精神是不行的；反之，有了全身心投入的精神，也就会相应的有对工作高度负责、一丝不苟、精益求精的态度和作风，从而把事情办成、办好。可见，“认真”是人们做事必备的品质，是事业成功的前提和保证。

认真精神，是世界上所有成功的民族必不可少的基本素质。不认真，马马虎虎，只求差不多，只会使个人无所作为，使企业倒闭。要实现强国之梦，就一定要有认真的态度，认真做事，认真干一切事业，彻底抛弃投机、马虎的心理，认真再认真，极其认真起来，培养一种良好的国民素质。

在工作中，认真精神主要表现在对细节的追求。孟子说：“天下大事，必作于细；天下难事，必成于易。”“不积跬步无以至千里，不积小流无以成江海。”任何事情都要从小处做起，从细微之处着手。海尔集团总裁张瑞敏曾经说：“把每一件简单的事做好就是不简单；把每一件平凡的事做好就是不平凡。”世界上，想做大事的人很多，但愿意把小事做细的人很少；企业从来不缺少雄韬伟略的战略家，缺少的是精益求精的执行者。

无论哪个领域，无论什么工作，无论何种岗位，都离不开科学求实、严肃认真的工作作风。当前，中国正处于全面建设小康社会的关键时期，党为人们描绘了经济社会发展的宏伟蓝图，社会主义现代化建设正步入新的发展征程。面对新形势、新任务，每一个人都应当立足岗位、恪尽职守，用科学求实、严肃认真的作风去探索、去创造，去完成自己担负的工作任务，去对待自己的工作职责。人人如此，就可以会聚成无比巨大的力量，把我国的现代化建设和中华民族伟大复兴的事业不断推向前进。

三、爱护设备、着装整洁

1. 爱护设备、加强保养

有害生物防制设备是有害生物防制员的劳动工具，是集体的财产。对设备的珍惜和爱护，体现了社会主义社会的集体主义精神，既显示出个人的道德修养水平，也是衡量整个社会文明程度的重要指标。因此，有害生物防制员都应爱护企业的公物和设备，做到公私分明，不占用公家财物；工作中要严格遵守本企业的有关规定，切实执行设备操作常规；要爱护机器设备，注意经常维护保养。

2. 着装整洁、树立形象

着装整洁既代表了企业的一种精神，又代表了个人风貌。作为一名职业人士，上班时的穿着不仅能体现自己的品位和喜好，更能体现一个人的职业素养。如果所在企业规定统一着装，则无论男、女上班时间均应穿标志服。上班时应着装整洁，保持服装洁净得体、熨烫平整、衣扣整齐，不敞胸露怀，不挽袖挽裤，不穿拖鞋上班。女士着装要大方美观，不要过于夺目或过分暴露，不宜佩戴过多的首饰。

职业形象要求包括仪表、举止、语言、纪律、卫生及服务态度，具体要求如下：

(1) 举止大方、行为端庄

要注意站姿、坐姿、行姿，在客人面前不可有打喷嚏、打哈欠、伸懒腰、挖耳鼻、剔牙、挖眼屎、搓泥垢、修指甲等行为。

(2) 讲究卫生、保持整洁

一是自觉维护工作场所的环境卫生，不乱扔果皮、纸屑，不随地吐痰，保持环境整洁；二是未经允许，不应翻动他人桌上或文件柜内的文件、资料，不应到其他人的办公室闲逛，工作时不应吸烟。

(3) 讲究仪容、注重仪表

男士不留胡须，发长不掩耳；女士只可化淡妆，不得浓妆艳抹，不留长指甲，不烫奇特的发型。

(4) 语言文明、言辞得当

说话时音量适中，语言文雅，思路清晰，讲究语调，速度平稳，使用礼貌用语，保持口语流畅。在工作中提倡使用普通话。交谈时应注意倾听，边听边想，适时发问，少讲自己。交谈中要少打手势，不可大声说话，高声喧哗。在使用电话、办理业务、接受咨询时语气平和，文明用语。

四、不损财物、文明服务

1. 不损财物、防制污染

有害生物防制员在外部环境和单位、居民室内进行有害生物防制工作时，如不严格执行操作常规，有可能造成公共财产、集体财产和个人财产的物理、化学损害，造成环境污染以致对食品的污染。因此，具备良好的职业素质，爱护服务对象的财产，显得尤为重要。有害生物防制员应以社会主人翁的身份和角色意识，承担不侵犯公共财产的义务，承担爱护和不浪费公共财产的义务，承担负责地使用、保管公共财产的义务，自觉爱护国家的、集体的公共财物。

2. 加强修养、文明服务

文明是人类社会进步的产物，它包括物质文明和精神文明两个方面；礼貌是指人们在日常交往中，谦虚恭敬，彬彬有礼。讲文明、讲礼貌是全民也是有害生物防制员的基本素质，是塑造企业形象的重要内容，是文明执业的前提。有害生物防制业属于服务行业，从业人员应该提供优质服务，有害生物防制员的个人形象又往往代表企业的整体形象，因此，有害生物防制员应加强修养，形成习惯，做到仪表端庄，语言规范，举止得体，热情对待所服务的每一个企业、每一位个人，通过文明服务得到服务对象的认可和信任。

第二章 有害生物概论

第一节 概 述

一、有害生物概念

1. 有害生物的定义

人类在逆境中取得成功，是由于能够适应环境的变化或改变环境使之有利于生存。没有人类生存的地方也就没有所谓的“有害生物”(Pest)。有害生物是一个“人造的概念”，是以“人类中心学说”为基础产生的。一般认为和人类竞争食物（如取食作物、牲畜产品等）、影响人类健康或舒适、破坏人类衣物和住所的生物均属于有害生物。许多昆虫都是主要的有害生物，几乎影响人类的所有活动。另外，还有一些和人类日常生活关系密切的有害生物，例如鼠类和蜱螨类等。

但是，有害生物的含义受到其产生与发展过程的影响，不能简单地从字面上理解。一方面，许多对人类有害的生物，早已自立门户，成为单一学科。例如，对人致病的微生物、有毒植物，以及蝗虫等农业害虫，目前习惯上尚未包含在有害生物范畴之内。另一方面，随着形势的发展，有害生物的涵盖面仍在调整，主要倾向是扩大。例如，白蚁、红火蚁、鼹鼠等正在列入有害生物的行列。

2. 有害生物的类别

有害生物控制的前提是要知道有害生物的种类。有害生物的种类繁多，有害生物防制员要知道控制的有害生物属于哪一类，主要识别的依据是什么。要准确鉴定物种必须有很好的生物分类学的基础知识，特别是昆虫分类学的基础。对于有害生物防制员来讲，不要求系统地掌握生物分类学的基础理论，主要是根据一些外部形态特征、发生的环境等来判别是属于哪一类有害生物或是哪一种有害生物即可。

一般生物的分类，最高级别叫做“界”，例如动物界。界下边是“门”，再下一级依次为“纲”“目”“科”“属”和“种”。例如，昆虫属于：动物界，节肢动物门，昆虫纲。昆虫纲的生物主要特征为：身体分为头、胸、腹 3 段，在胸上有 3 对足，一般具有 2 对翅（有些从表面上看退化为 1 对翅）和 1 对触角。蜱螨类具有 4 对足，身体一般分为 2 节，很容易与昆虫区分开来。鼠类有 2 对足，不是节肢动物，和昆虫、蜱螨类是完全不同的。节肢动物门除昆虫纲外，其他常见的几个纲的代表动物（蛛形纲、甲壳纲和多足纲）如图 2—1 所示。

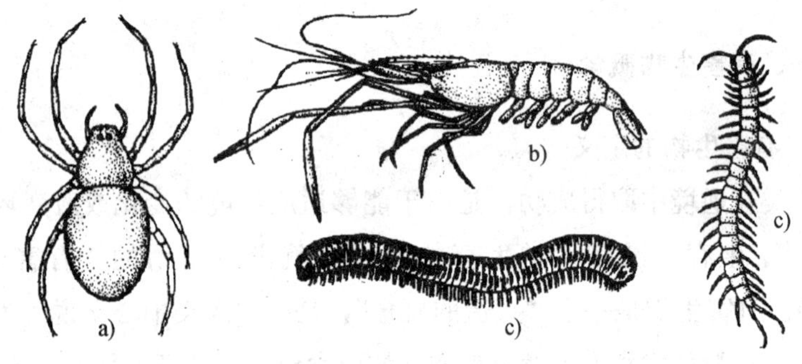

图 2—1　节肢动物门除昆虫纲外其他纲的特征图

a）蛛形纲　b）甲壳纲　c）多足纲

二、有害生物的危害

已知的昆虫、鼠类、蜱螨类物种至少有一百万种以上，其中经济破坏严重的种类占的比例是很少的。有些有害生物对公共卫生影响很大，有些有害生物会损坏木材或建筑物，有些有害生物会影响人们的舒适度（如发出的噪声）。最常见的有害生物的危害包括影响人类健康（叮、咬、传播疾病以及骚扰等)，减少或污染人类的食物，干扰或破坏人类居住的环境及其相关的建筑和水、电设施等。

1. 公共卫生

蚊类、蝇类、蜚蠊、蜱螨类、鼠类等是对公共卫生影响最大的几类有害生物，许多疾病都是由这些有害生物传播的，称为“病媒有害生物”。由病媒有害生物传播的疾病有疟疾、流行性斑疹伤寒、鼠疫、黄热病、丝虫病、登革热、各种病毒性脑炎病、传染性结膜炎、霍乱、夏氏病、恙虫病、疥疮、立克次体痘、蜱传播回归热、落矶山斑疹热、土拉菌病等。

有害生物（例如蜚蠊、尘螨等）作为过敏源，最近这些年来得到了证实，全世界大约有17%的人受到了影响。引起哮喘的最主要的过敏源就是一种尘螨，其次是蜚蠊（小蠊属和大蠊属的蜚蠊)。对尘螨的超过敏性是一个世界范围的问题。

虫媒传染病大部分为世界性的。我国解放后大部分虫媒传染病得到了控制，但是由于近年来国际贸易频繁，城镇和农村相关领域的管理体制改变等，致使一些虫媒传染病有抬头的趋势。自古以来，疟疾就是靠蚊类传播的最重要的虫媒传染病之一。据统计，解放前中国每年疟疾发病人数都在3000万以上，有几亿人受到疟疾的威胁。解放后尽管中国在疟疾控制方面取得了很大的成就，但是1982年，中国疟疾发病人数仍达204万（不包括台湾省)。鼠疫是由跳蚤在啮齿动物间传播的疾病，流行时会波及人群。中国解放前十年，因鼠疫平均每年死亡2万多人。表2—1列举了一些病媒有害生物传播的部分疾病。

表2—1　　一些病媒有害生物传播的部分疾病

病媒有害生物	传播的主要疾病
蚊虫	疟疾、丝虫病、乙型脑炎、登革热等
家蝇	机械携带乙肝病毒、伤寒杆菌、痢疾杆菌等
蜚蠊	可以携带各种致病菌以及病毒
蚤类	鼠疫
虱类	斑疹伤寒
蜱螨类	过敏性哮喘
其他	白蛉类传播黑热病

2. 农田、园林和草场

农田、园林和草场的有害生物种类繁多，有的危害非常严重。其中多数情况已纳入植物保护范畴，通常由农业系统的植保人员治理，与有害生物防制员无直接关系。但在某些情况下，需要协同工作。

3. 建筑

对建筑的危害可以分为直接危害和间接危害两个方面。如白蚁可以破坏木质结构的设施，普通的蚂蚁可以破坏堤坝，红火蚁甚至可以破坏电器；鼠类对建筑、电器、通信、交通等方面有时可造成严重危害，洪涝期间的堤坝管涌有时与鼠洞有关。

4. 仓储

仓储害虫的种类是比较多的，除了减少储粮外还会对粮食造成污染。世界上有几百种仓储害虫，中国也有几十种之多。常见的有三大类：甲虫、螨和蛾类、鼠类。其他如谷盗类、玉米象、谷蠹、绿豆象、豌豆象、麦蛾、谷象等均是仓储害虫。

第二节　有害生物基础知识

有害生物种类很多，相关的基础知识非常丰富。下面，仅简要介绍主要有害生物的基础知识。

一、昆虫纲的基本形态特征

除鼠类外，最常见的有害生物多数属于昆虫纲和蛛形纲。昆虫纲可以分为 33 个目（不同的分类系统总的目数会有些差异），其中与有害生物防制员这个行业相关密切的有双翅目（如家蝇）、蜚蠊目（如德国小蠊）、蚤目（如跳蚤）、虱目（如体虱）、半翅目（如臭虫）、膜翅目（如蚂蚁）等。如图 2—2 所示为常见的有害生物。对于有害生物的识别，多数是利用体表的形态结构特征，有时利用内外生殖器的特征。一般分目主要是利用翅、足、口器（就是害虫的口）、体节、触角等的形态特征，一些重要的昆虫生态学特征参见表 2—2。

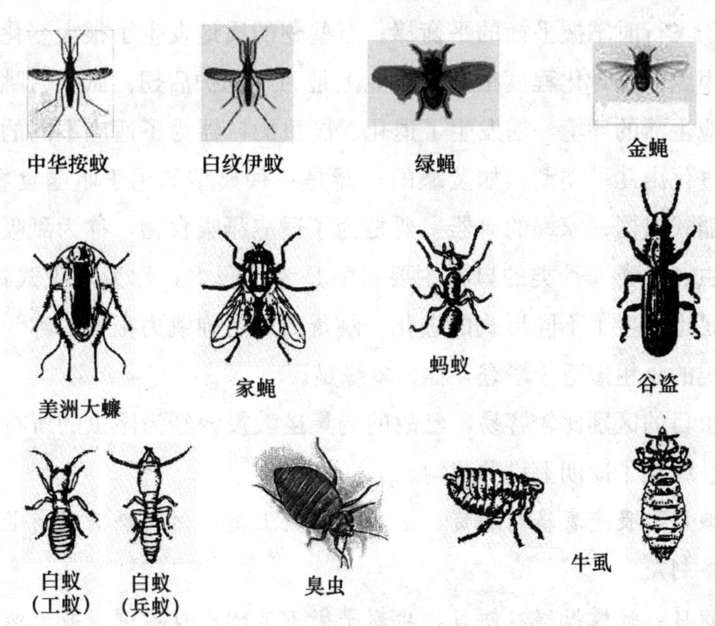

图 2—2　常见的有害生物

表 2—2　　一些重要的昆虫形态学特征

目名	特　征
双翅目	中到小型昆虫，仅有 1 对膜质的翅，后翅特化成平衡棒。口器进化为适于吮吸或刺吸，通常形成一个喙。幼虫为蠕虫型，陆生、水生或寄生。蛹无茧。例如蚊、蝇、虻、白蛉、蠓、蚋等
蜚蠊目	中到大型昆虫，体宽而扁。口器为咀嚼式，触角为线状，细长。有翅或无翅，如有翅前翅为革质，后翅为膜质。足为适于行走步行足
虱目	无翅，各虫态都是生活在哺乳动物身上。已高度特化成能伸缩的适于吸和刺的口器。胸部各节愈合，跗节 1 节，单个爪。无尾须，幼期和成虫期变化不大。例如虱子
蚤目	小型无翅的立扁昆虫，成虫是温血动物外寄生虫。口器为刺吸式。幼虫为蠕虫型。蛹为裸蛹，外有丝质的茧。例如跳蚤
膜翅目	小到中型大小的昆虫。翅膜质，后翅较小，以细沟与前翅连在一起；口器适于嚼吸，幼虫多为多足或无足。例如普通的蚂蚁、红火蚁、胡蜂、蜜蜂等
等翅目	小型到中型昆虫，一般色浅，身体柔软。头大，口器适于咀嚼。有大翅、短翅、无翅等，有翅时为狭长，前后翅相似，翅一般会脱落。例如白蚁
半翅目	体型有大有小，常有臭腺。翅的发达程度变化较大，前翅一般带有部分革质，无翅型的也常见。口器为刺吸式。例如臭虫、锥蝽等

昆虫的翅一般是两对，但是有些昆虫后翅退化，例如蝇类的后翅退

化为用于飞行时掌握平衡的平衡棒；有些翅的质地发生了很大变化，例如一些甲虫前翅骨化程度很高，功能上是为了保护后翅；虱类、跳蚤等为了适应生活的环境，翅发生了退化。昆虫的口器为了适应不同的取食环境也进化出几种类型，如蜚蠊的口器是一种典型的用于咀嚼食物的，称为咀嚼式口器；家蝇的口器主要是为了适应舐吸食物，称为舐吸式口器；蚊虫、虱类、蚤类的口器主要目的是为了吸血，称为刺吸式口器。昆虫的足也发生了不同形式的进化。跳蚤的后足弹跳力很强，称为跳跃足。虱类的足粗短适于攀登，称为攀缘足。

昆虫目的区别比较容易，已故的杨集昆教授曾经为昆虫的所有目的特征习性编成了朗朗上口的诗句。

蜚蠊目：畏光喜暗蜚蠊目，遁形前胸头上覆；体扁椭圆触角长，扁宽基节多刺足。

双翅目：蚊蠓虻蝇双翅目，后翅平衡五节跗；口器刺吸或舐吸，幼虫无足头有无。

虱　目：前口刺吸为虱目，跗爪各一攀缘足；胸部愈合亦无翅，虱虮吸血害哺乳。

蚤　目：侧扁跳蚤为蚤目，头胸密接跳跃足；口能吸血多传病，幼虫如蛆尘埃住。

膜翅目：后翅钩列膜翅目，蜂蚁细腰并胸腹；捕食寄生或授粉，害叶幼虫为多足。

半翅目：基革端膜半翅目，前胸发达盾片露；刺吸口器分节喙，水陆取食动植物。

二、哺乳纲的基本形态特征

在分类学上，脊椎动物共分哺乳纲、鸟纲、爬行纲、两栖纲、鱼纲和无腭纲。属于脊椎动物的有害生物，基本上在哺乳纲，尤其是啮齿目和兔形目，少数为食虫目。哺乳纲动物即通常所称的兽类，其分类特征是体型及其大小、身体各部位的比例、毛色、头骨和牙齿的结构以及其他的骨骼形态等。和昆虫纲一样，目以下的分类，也为科、属、种。

1. 啮齿目

鼠类是啮齿目动物，其形态特征是：指、趾具爪，前肢不呈翼状，若肢间有飞膜，其指正常，且指间无翼膜；体被毛或刺；门齿强大，凿状，无犬齿；上门齿 1 对。牙齿形状是区分啮齿目与兔形目、食虫目以及食肉目动物的主要特征。

2. 兔形目

其形态特征与啮齿目主要区别是：上门齿有 2 对，且前后重叠排列。

3. 食虫目

体型大小与鼠类近似，其主要形态特征是：指、趾具爪；前肢不呈翼状；体被毛或刺；门齿不呈凿状，有犬齿；中央门齿大于其余门齿，多数也大于犬齿；体型似鼠，尾毛短而稀，鼻吻部延长，明显超过下唇。

4. 食肉目

在食肉目动物中，有的体型与鼠类近似（如鼬类），相互区分的主要特征是：鼬类有犬齿，发达；中央门齿小于两侧门齿与犬齿。鼠类则均无犬齿。

三、有害生物识别的形态特征

有害生物的识别一般主要是依据其外部形态特征，有时利用外生殖器特征区分。

1. 有害昆虫

识别昆虫依据的主要特征有翅、足、触角、口器的类型等。

(1) 触角

触角是一对在昆虫头上的类似于天线的器官，如图 2—3 所示，一般由几节组成，基部第一节称为柄节，第二节称为梗节，其余各节称为鞭节。不同昆虫触角形状差异很大，主要有栉齿状、丝状或线状、球杆状、羽毛状、念珠状、刚毛状、锤状、具芒状、锯齿状、鳃片状、棍棒状、膝状或肘状等。昆虫触角类型见表 2—3。有些昆虫种类，雄性和雌性触角有差异，一般是雄性昆虫比雌性昆虫的触角发达些，主要原因是一般雄性昆虫会接收雌性昆虫释放的一些引诱物质。昆虫的触角形状如图 2—3 所示。

表 2—3　　昆虫触角类型

触角类型	触角特征描述	昆虫种类举例
栉齿状	除基部 1、2 节外，其余各节向一侧或两侧突出呈细枝状	一些叩头虫
丝状或线状	形状细长，基部稍有膨大	雌性蛾类

续表

触角类型	触角特征描述	昆虫种类举例
球杆状	基部细长，末端膨大	蝶类
羽毛状	触角个节有 2 对细枝状向两侧延伸	某些雄性蛾类
念珠状	各节圆球形，大小相似	白蚁
刚毛状	触角短，基部 1、2 节较其余各节大，末端纤细似刚毛	蝉
锤状	基部短小，末端数节突然膨大似锤	小蠹虫
具芒状	触角短，2、3 节膨大，呈圆筒形，其余各节呈刚毛状	蝇类
锯齿状	各节一侧向外突出，如锯齿	吉丁虫
鳃片状	基部各节正常，末端几节扩展成薄片状，叠合在一起似鱼鳃	金龟子
棍棒状	基部各节细长，端部各节逐渐变粗似棍棒	一些甲虫
膝状或肘状	柄节特长，梗节小，柄节与梗节及鞭节弯曲似膝	蚁、胡蜂
环毛状	除基部 2 节外，大部分触角节具有一圈细毛，愈近基部的细毛愈长	雄蚊

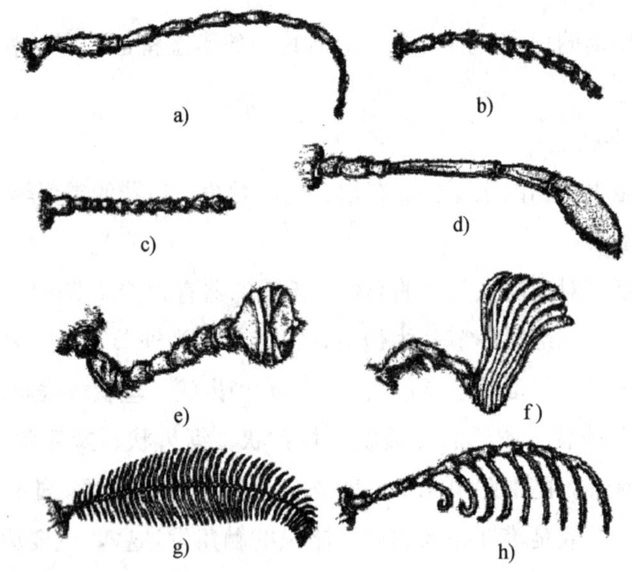

图 2—3　昆虫的触角类型

a）丝状或线状　b）锯齿状　c）念珠状　d）棍棒状

e）锤状　f）鳃片状　g）羽毛状　h）栉齿状

（2）翅

翅着生于昆虫胸部，一般近三角形，有 3 缘 3 角。将其展平时，靠近头部的一边称前缘，靠近尾部的一边称后缘，它们之间的边称外缘。

翅基部的角叫肩角，前缘与后缘的夹角叫顶角，外缘与内缘的夹角叫臀角。在进化过程中许多种类的昆虫为了适应翅的折叠与飞行，翅上有3条褶线将翅分为4个区，即腋区、臀前区、臀区、轭区。蝇类前翅后缘基部具有一两片翅瓣，一些昆虫翅两端部前缘有一翅痣。很多昆虫的翅膜薄而透明，但不少昆虫在演化过程中，翅的质地和被物发生了各种适应性的变化，形成不同的类型，如图2—4所示。蝇、蚊的后翅退化为平衡棒。常见的有膜翅、毛翅、鳞翅、缨翅、半覆翅、覆翅、半鞘翅、鞘翅、棒翅等，见表2—4。

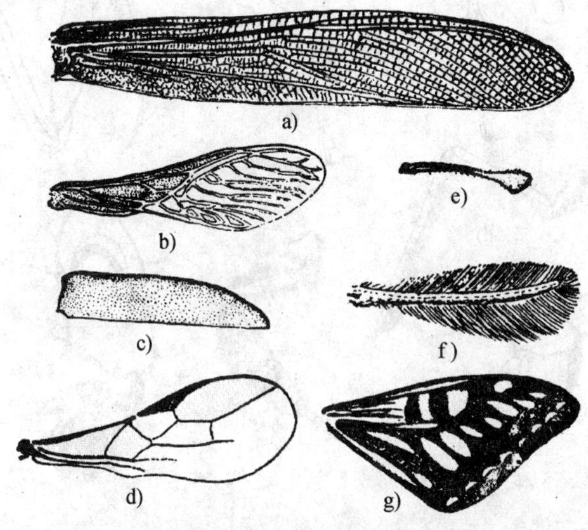

图2—4　翅的类型

a）覆翅　b）半鞘翅　c）鞘翅　d）膜翅

e）平衡棍　f）缨翅　g）鳞翅

表2—4　昆虫翅的类型

翅的类型	翅的特征描述	昆虫种类举例
膜翅	膜质，薄而透明，翅脉明显可见	蜂类，蝗虫、甲虫、蝽类的后翅
毛翅	膜质，翅面和翅脉多毛，不透明或半透明	石蛾
鳞翅	膜质，密被鳞片，不透明	蝶、蛾
缨翅	膜质透明，脉退化，翅缘有很多缨状长毛	蓟马
半覆翅	臀前区革质，其余部分膜质	大部分竹节虫的后翅
覆翅	革质，有翅脉，半透明或不透明	蝗虫、蝉的前翅
半鞘翅	基部革质，端部膜质，有翅脉	蝽的前翅
鞘翅	全部骨化，坚硬	金龟子
棒翅	翅呈棍棒状	双翅目蝇类、雄蚧的后翅

(3) 足

足着生于各胸节侧腹面。成虫在 3 个胸节各着生一对足，每个足有 6 节，从身体部位开始分别为基节、转节、股节、胫节、跗节、前跗节。因生活环境和生活方式的不同，足的结构和功能有了相应的改变，把其分为步行足、跳跃足、捕捉足、开掘足、游泳足、抱握足、携粉足、攀缘足等不同的类型，如图 2—5 所示，具体类型见表 2—5。

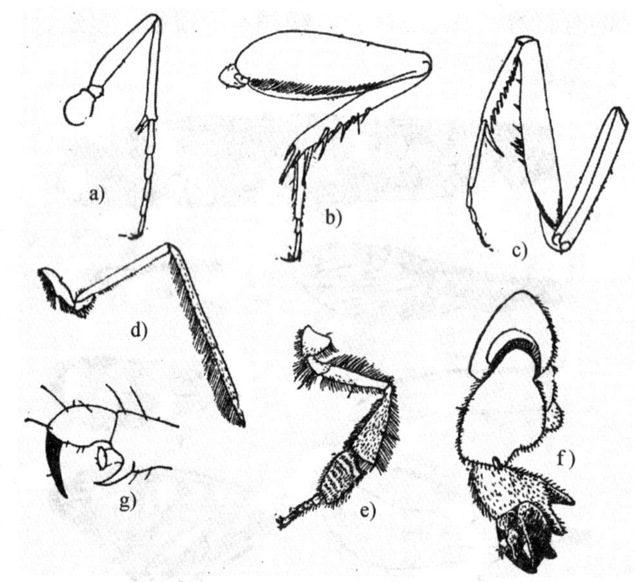

图 2—5 昆虫足的类型

a）步行足 b）跳跃足 c）捕捉足 d）游泳足

e）携粉足 f）开掘足 g）攀缘足

表 2—5 昆虫足的类型

足的类型	足的特征描述	昆虫种类举例
步行足	较细长，各节无明显变化	虎甲、步甲、蜚蠊
跳跃足	股节特发达，胫节细长，末端有距	蝗虫，跳甲、跳蚤的后足
捕捉足	基节延长，股节发达，股节与胫节上多有相对的齿或刺，形成捕捉结构	螳螂、猎蝽
开掘足	胫节较宽扁，股节或胫节上外缘具齿	蝼蛄、金龟甲
游泳足	稍扁平而长、具较密缘毛，形成浆	仰泳蝽，龙虱的后足
抱握足	较短粗，跗节特别膨大，具吸盘状结构	龙虱雄虫的前足
携粉足	多毛，胫节宽扁，外缘光滑，基跗节甚大	蜜蜂后足
攀缘足	各节较粗短，胫节端部具一指状突	虱类的足

(4) 口器

昆虫的口器因食性及取食方式不同而分化形成了不同类型，大体上可分为取食固体食物的咀嚼式、取食液体食物的刺舐式、兼食固体和液体的嚼吸式、吸食表面液体的舐吸式或虹吸式、吸食寄主内部汁液的刺吸式、锉吸式、吮吸式，如图 2—6 所示，具体类型见表 2—6。

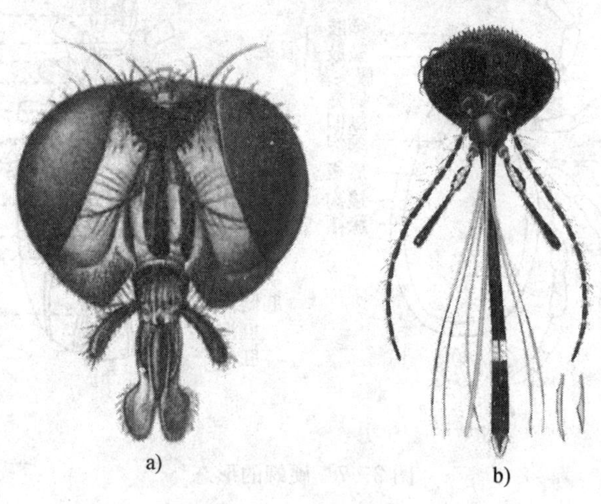

图 2—6 口器类型

a）蝇类成虫的口器 b）蚊类成虫的口器

表 2—6 **昆虫口器类型**

口器类型	口器的特征描述	昆虫种类举例
咀嚼式	由上唇、上颚、下颚、下唇和舌组成，具有发达而坚韧的上颚	蝗虫
刺舐式	上唇与舌形成食物道	虻类
嚼吸式	下颚和下唇特化为可以临时组成吸食液体的喙	蜜蜂
舐吸式	由基喙、中喙、端喙组成。中喙呈筒状，端喙是两个大椭圆形海绵状吸盘	家蝇
虹吸式	具有一条能卷曲和伸展的喙	蝶类，大多数蛾类
刺吸式	上、下颚特化为口针；下唇延长成喙；食窦形成强吸机构（食窦唧筒）	蝉、蝽、跳蚤
锉吸式	各部分不对称	蓟马
吮吸式	成对的上、下颚分别组成一对刺吸构造	草蛉和蚁蛉幼虫
刮吸式	口器十分退化，外观仅见一对口钩	蝇类幼虫

2. 蜱螨类

和昆虫不同，蜱和螨是具有 4 对足的有害生物。蜱类身体为囊形，无头、胸、腹之分，仅分为假头和躯体两部分。一般体长为 2～10 mm，吸血后可达 30 mm。表皮革质，有用于呼吸的气门 1 对，4 对足。依据躯体有无硬化的几丁质板有硬蜱和软蜱之分。硬、软蜱的形态如图 2—7 和图 2—8 所示。

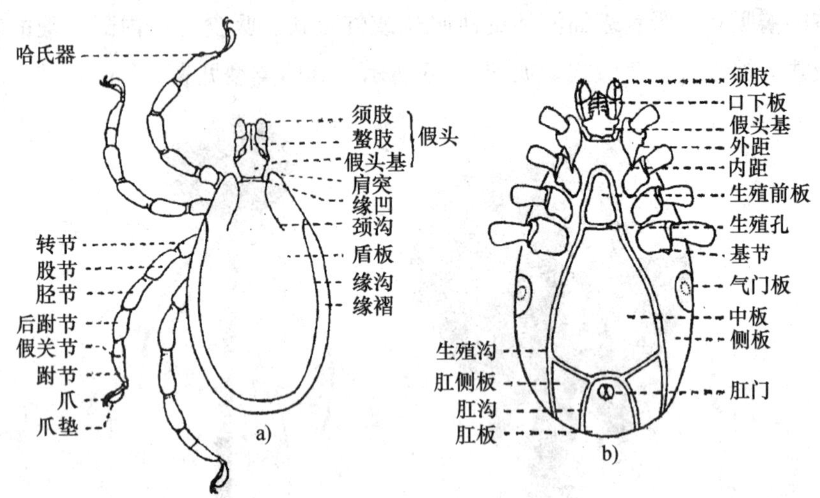

图 2—7　硬蜱的形态

a）正面图（从上到下）　b）底面图（从下到上）

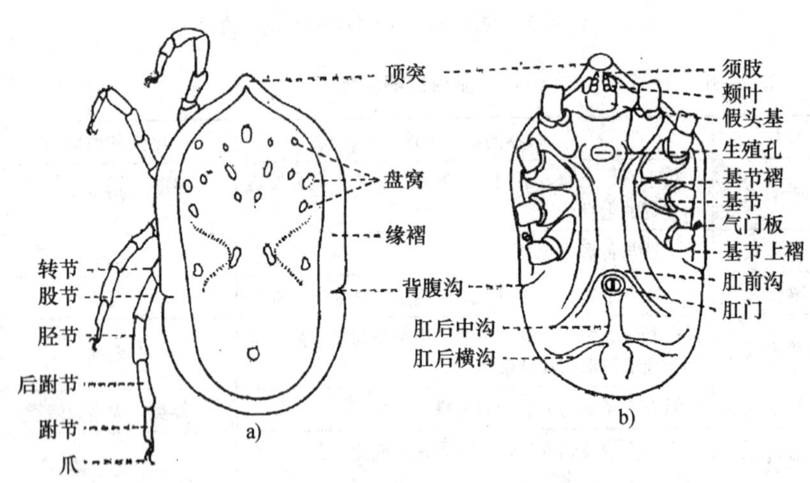

图 2—8　软蜱的形态

a）正面图（从上到下）　b）底面图（从下到上）

3. 鼠类

中国鼠类近 200 种，大小不一，外形各异，但全身均可分为头、颈、胸、腰、尾 5 个部位。

鼠类头部多狭长，吻端尖出或钝圆，嘴旁有须。耳和眼的发达程度差别较大。颈部的分化在多数鼠种中显著。鼠类前、后肢各1对，随生态习性的不同，有的前肢发达，有的后肢有力。指、爪形状和数目因种而异，多为带爪的五指形，但变化较多，有的指下有肉垫或长毛。爪色有黑、黄、白。雌鼠有乳头3～6对，鼠蹊部有尿道、阴道和肛门开口。雄鼠只有尿道口和肛门两个小孔，且相距较雌鼠远。多数啮齿动物有尾，尾的长短、形状、毛量和毛长各种不同。少数尾短甚至没有。

鼠毛多为灰黑色和灰褐色，也有黄褐、棕褐、红褐、红棕、沙灰以至栗棕色。有的鼠种腹、背两色；有的背部有纵纹；有的腹面有白斑。

鼠体的测量规定是：体长——从吻端到肛门；尾长——从肛门到尾端，不包括尾毛；耳长——耳壳基部缺口处到耳壳顶部，不包括耳毛；后足长——由跟关节到最长趾的末端，不包括爪。以上测量常用于鼠种鉴定。

头骨是鼠种鉴定的重要依据，包括颅骨和下颌骨两部分。颅骨应从颅背部、颅后部、颅侧部和颅腹部观察。在一对下颌骨上，长有下门齿和下前臼齿、下臼齿。下颚凭关节突与颅骨下颚关节突相接，关节突之前有喙突，后下方为角突。

牙齿也是鼠种鉴定的重要依据。啮齿目上、下各有1对门齿，兔形目则有2对前、后排列的上门齿。颊齿包括前臼齿和臼齿两部分，各鼠种颊齿数目和咀嚼面的形状不同，是鉴别的特征。牙齿数目以特定的齿式记载，以分数形式表示，分子表示上颚的一侧齿数，分母表示下颚的一侧齿数。如草原黄鼠齿式为：1、0、2、3/1、0、1、3=22，表示：上颚一侧有1枚门齿，没有犬齿，2枚前臼齿和3枚臼齿，共6枚。加另一侧6枚，上颚共12枚。同理，下颚一侧共5枚，加另一侧5枚，下颚合计10枚。上、下颚总计22枚。

第三节　常见有害生物的生物学特性

一、昆虫的变态

昆虫从卵中孵化出来到羽化为成虫的发育过程，称为胚后发育。在昆虫体的胚后发育阶段，其形态和内部器官会发生比较大的改变，例如昆虫幼期时，一些器官可能会消失或退化，一些新的器官会出现，从而使其从幼虫期发育到成虫期，这种现象统称为变态。许多生物具有变态现象，例如鱼类和两栖类，但是昆虫的变态在动物界中尤为突出。

根据各虫态体节数目的变化、虫态的分化及翅的发生等特征，可将昆虫变态的类型分为增节变态、表变态、原变态、完全变态、不完全变态和特殊类型 6 个基本类型。不完全变态可以再分为半变态、渐变态和过渐变态。完全变态可以分为标准完全变态和复变态。在一些高级的鞘翅目昆虫中，有些种类的雌虫终生保持幼体形态，而雄虫全变态，例如花萤雌虫（花萤科）。昆虫的变态类型见表 2—7。

表 2—7　　昆虫的变态类型

<table>
<tr><th colspan="2">变态类型</th><th>典型特征</th><th>昆虫种类举例</th></tr>
<tr><td colspan="2">增节变态</td><td>幼虫期与成虫期之间腹部的体节数逐渐增加</td><td>原尾目昆虫</td></tr>
<tr><td colspan="2">表变态</td><td>幼体从卵中孵化出来已经基本具备了成虫的特征；在胚后发育过程中仅是个体增大、性器官成熟</td><td>弹尾目、缨尾目、双尾目昆虫</td></tr>
<tr><td colspan="2">原变态</td><td>从幼虫期转变为成虫期要经过一个亚成虫期</td><td>蜉蝣目昆虫</td></tr>
<tr><td rowspan="3">不完全变态</td><td>半变态</td><td>幼虫体形、呼吸器官、取食器官、行动器官以及行为等与成虫有明显的分化</td><td>蜻蜓目昆虫</td></tr>
<tr><td>渐变态</td><td>幼虫期在体形、生境、食性等方面非常相似</td><td>直翅目、螳螂目、蜚蠊目昆虫</td></tr>
<tr><td>过渐变态</td><td>幼虫期向成虫期转变时要经历一个不吃也不动的类似蛹的虫龄</td><td>同翅目粉虱科、缨翅目昆虫</td></tr>
<tr><td rowspan="2">完全变态</td><td>标准完全变态</td><td>生活史经过卵、幼虫、蛹、成虫 4 个阶段，各阶段形态完全不同</td><td>蝶、蛾、蚊、蝇、蚁、甲虫</td></tr>
<tr><td>复变态</td><td>生活史经过卵、幼虫、蛹、成虫 4 个阶段，各阶段形态完全不同，但是在幼虫时有两种形态：孵化后为活泼的双尾有爪形；蜕皮后为不活泼的蠕虫形</td><td>鞘翅目芫菁科</td></tr>
<tr><td colspan="2">特殊类型</td><td>种类的雌虫终生保持幼体形态，而雄虫全变态</td><td>高级鞘翅目昆虫</td></tr>
</table>

昆虫从卵到成虫发育的一个历程，称为昆虫的生活史。

蜚蠊目的昆虫属于不完全变态类型中的渐变态类型，此外直翅目、等翅目、竹节虫目、螳螂目、革翅目、纺足目、半翅目以及大部分同翅目的昆虫也属于不完全变态类型。不完全变态类型昆虫生长发育只经历卵、幼虫和成虫 3 个虫期，如图 2—9 所示，成虫期的特征随着幼虫期的生长发育而逐渐显现，翅在幼虫期的体外发育。

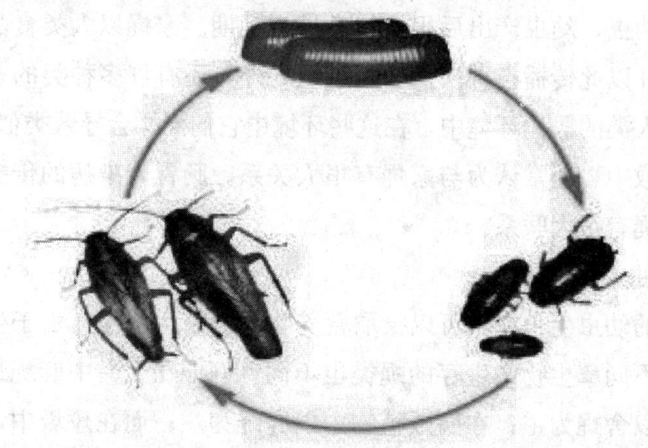

图 2—9 不完全变态类型昆虫生长发育的 3 个虫期（德国小蠊）

蝇类和蚊类属于标准的全变态类型。家蝇的生活史经过卵、幼虫、蛹、成虫 4 个阶段，如图 2—10 所示，各阶段形态完全不同。蝴蝶也属于标准的全变态类昆虫。

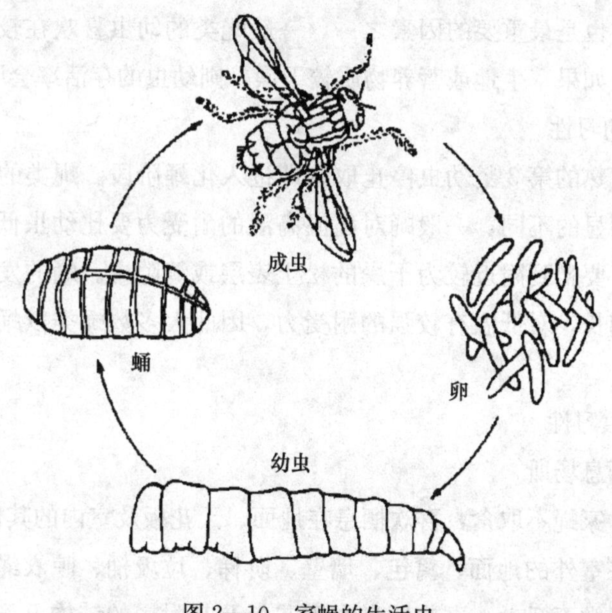

图 2—10 家蝇的生活史

二、蝇类

蝇类属完全变态昆虫，生活史主要经历卵、幼虫（共 3 龄）、蛹、成虫 4 种虫态。大多数蝇类是卵生，但是也有少数种类例外，例如有些种类的麻蝇和一些家蝇科的种类胎生，直接产幼虫，舍蝇和蛹蝇组的种类产成熟的幼虫，幼虫产出后很快就会进入蛹期。家蝇以人类食品及废弃物为食，并以此传播各种疾病。除家蝇之外，还有许多种类的苍蝇也适于生活在人类的居住环境中，在这些环境中它们同样会导致类似的问题。在眼疾扩散中，通常认为与家蝇有很大关系。肠胃传染病的传播与丽蝇及其他苍蝇有很大联系。

1. 幼虫习性

蝇类的幼虫生长在其可以摄取营养物质的孳生物中，由于生活习性的不同，不同孳生物中生存的蝇类也不同。例如在人粪中麻蝇最多；在畜粪中则以舍蝇为主；在腐败植物中以腐蝇为主；而在垃圾中，因垃圾成分各异而有不同的蝇种。一些寄生性生活的蝇类幼虫多寄生于牛、羊、马等动物的不同组织器官，成熟时离开寄主。

蝇类的幼虫都有各自固定的食性，当适应其生长发育的营养物质种类多时，其数量也就多。每种蝇类的幼虫有其最适合生存的温度区间，过低或过高的环境温度均会影响其生长发育甚至导致死亡。湿度对于蝇类幼虫生存也是最重要的因素之一，一般蝇类的幼虫喜欢在较湿润的环境中生长，如果孳生地或营养物质较干燥，则幼虫的存活率会明显降低。

2. 蛹的习性

发育成熟的第 3 龄幼虫停止取食即进入化蛹阶段。蝇类的蛹的习性与幼虫有明显的不同，一般蛹对高温高湿的耐受力要比幼虫低，因此幼虫化蛹时，要爬到附近较为干燥的松土表层或缝隙中。蛹的发育期比幼虫的发育期长，对低温有较强的耐受力，因此大多数蝇类以蛹的形式越冬。

3. 成虫习性

（1）栖息场所

白天时家蝇不取食，喜欢栖息在地面、天花板及室内的其他表面上，也会停留在室外的地面、篱笆、墙壁、阶梯、垃圾桶、晾衣绳、杂草等处。夜晚通常不活动，喜欢栖息在天花板及其附属的结构上。当晚上持续高温时家蝇通常栖息在室外的篱笆、衣绳、电线、绳索、杂草、禾本科作物、树篱、灌木及树木上，这些栖息场所一般是邻近白天取食繁殖或避风的地方。家蝇一般喜欢生活在地面上，很少超过 5 m 高。

（2）蝇类数量变化

蝇类的种群数量受繁殖场所、光照时间、温度和湿度的影响很大。当日平均温度在 20～25℃时，对家蝇最适宜，家蝇密度会很高；当日均温高于或低于该温度时，家蝇的密度就会下降；而当日均温高于 45℃或低于 10℃时，就很难看到家蝇了。在非常低温条件下，有些蝇类依然能够以滞育态、成虫期或蛹期等方式存活。

（3）行为与分布

白天家蝇主要集中在取食和繁殖的地方，也是其交配和栖息的场所。家蝇分布受到光照、温度、湿度以及生活场所表面的颜色与质地的影响。栖息的最适温度为 35～40℃；在 15℃以下，产卵、交配、取食、飞翔等活动都会停止。在湿度很低时家蝇比较活跃。高温时，许多家蝇喜欢待在室外或通风的隐蔽处。不取食时，特别是在晚上，喜欢栖息在水平的表面、悬挂的电线、垂直悬挂的物体、天花板等地方。

（4）产卵

不同蝇类的产卵方式也不同，多数蝇类在幼虫赖以生存的营养物质上产卵，产卵数因种类不同而有所区别，多在营养物质上成块堆生；麻蝇类则多产出 1 龄幼虫。

（5）食性

雌性和雄性蝇类均可以在各种各样的食品、垃圾、排泄物上取食。在自然条件下，蝇类取食的食物种类非常广泛。由于蝇类特殊的口器结构，所以其取食的食物一般为唾液腺分泌物中液体状的易溶物质，或是植物体中的汁液。蝇类可以直接吸食液体食物，而固体食物必须在取食前用唾液先溶解。水是蝇类食物中的必不可少的重要组成成分，通常在无水条件下，蝇类存活时间超不过 48 h。其他常见的食物来源还有牛奶、蔗糖、糖浆、血液、肉汁及在人类居住环境中能够找到的很多种物质。一般，蝇类必须在 2～3 天内至少取食一次。根据此特点可将蝇类分为 3 大类，即不食蝇类，成虫口器退化，不摄食，如胃蝇、狂蝇、皮蝇等；吸血蝇类，成虫主要吸食血液，如舌蝇等；非吸血蝇类，成虫不是吸血而是舔食有机物质，如家蝇。总之，蝇类成虫的食性与其生长发育及繁殖、传病方式、传病能力以及防治有密切关系。

三、蜚蠊类

蜚蠊为渐变态昆虫，分布广泛，其中多数种类在户外生活，野外生活的蜚蠊喜潮湿，常在土中、石下、树皮下等处发现其踪迹。也有一些生活在室内，室内生活的蜚蠊色泽较暗，不善于飞行，常常夜间活动，白天在阴暗处躲避。蜚蠊食性杂，尤其偏好糖和淀粉物质，在取食的过程中可污染食物、衣物和生活用具，并且传播病菌和寄生虫，是主要的卫生害虫。但是也有些种类可入药，少数可危害农作物。

1. 卵的习性

一般，卵生于卵鞘，卵鞘质地坚硬，有良好的保湿性能，并紧密附着在隐蔽处所的物体褶缝间，不易脱落，不易被破坏，也不易受天敌侵害，所以一般蜚蠊的卵粒在卵鞘内的存活力和孵化率相当高，给防治带来很大困难。蜚蠊可以以卵鞘、4 龄若虫、幼龄若虫等形式越冬；在越冬期间，卵鞘的存活率最高，4 龄若虫次之，幼龄若虫的存活率最低。因此，阻止卵鞘越冬是控制蜚蠊类昆虫危害的重要环节。

2. 成虫习性

大多数种类的蜚蠊生活在野外的各种环境中，喜温湿条件，广泛分布于热带非洲和南美洲等湿热地带。有些种类终生栖息在岩洞中，因为长期在黑暗中生活，昼夜活动节律消失，对温湿度的适应范围很窄，复眼和翅都已退化，许多习性还保持着原始状态。

现在室内常见的蜚蠊，最初也是随人的活动由野外进入室内的，如德国小蠊和东方蜚蠊，它们至今仍然兼营室外和室内生活。室外的蜚蠊喜潮湿温暖、有机质和腐败物质丰富的场所，常栖息于矿道、隧道、动物洞穴、昆虫巢穴、树洞、朽木、落叶层等处。室内的蜚蠊白天隐藏在缝隙和阴暗角落，尤以厨房、炉灶附近、厕所、水槽下、储藏室、碗柜、衣柜等隐蔽处所最多，晚上出来活动，昼夜活动节律明显。

蜚蠊食性杂，一切有机物质均可取食，可食动物质、植物质、腐败物质，尤其嗜食淀粉质或油脂类。现在常见的美洲大蠊还可以危害黄瓜、马铃薯、烟草、棕榈、蕨类、百合等植物。复杂的食性说明无论在室内还是室外，蜚蠊中，很多种类都有较强的生存能力，从室内逃逸出的蜚蠊仍有再次侵入室内的危险。蜚蠊类不善于飞行，但是少数种类仍可以进行短距离的飞行，如美洲大蠊等。夏天晚上开窗往往会有蜚蠊飞入室内，这成为居室遭受蜚蠊危害的一种途径。

3. 传播疾病的途径

蜚蠊之所以为主要的卫生害虫和传播疾病的重要媒介，与其取食的习性和活动的行为有密切的关系。蜚蠊在活动取食的过程中不断呕吐，并排出褐色稀薄粪便，这种褐色粪便含有大量病原微生物，身体各部分也带有大量病原物或寄生虫卵，对其所到之处造成严重污染，成为传病的媒介，尤其在医院等病人集中的场所，危险性更大。蜚蠊常在肮脏的阴暗角落里活动，白天隐伏，不易被发现，晚上出来觅食、求偶、交配，白天很难见到，给防治带来了很大困难。

四、蚊类

蚊类的生活史有卵、幼虫、蛹、成蚊 4 个时期，属于完全变态昆虫。蚊虫交配主要是在飞舞的过程中完成的。黄昏时，雄蚊常在屋檐下或树梢间成群飞舞，雌蚊听到声音就会被吸引而飞入，与雄蚊合抱飞出，完成交配。一般雌蚊一生只能交配一次，但是完成交配后却能终生产卵。雌蚊吸血，促进卵巢发育；雄蚊一般不吸血，仅食植物汁液、花蜜等。待卵发育成熟后，雌蚊就会寻找适宜的孳生地产卵。雌蚊多在水中产卵，如果温湿度适宜，卵在 1～2 天内就可孵化为 1 龄幼虫。雌蚊产卵后需要再次吸血，然后才能再产卵，一直重复这个过程直到死亡。蚊类幼虫分为 4 龄，4 龄过后化蛹，蛹期一般为 1～2 天，成蚊在蛹中发育成熟后即可羽化。羽化后的成蚊在水面上暂时停留，待翅伸展开后就可飞行。

1. 幼虫习性

从卵中孵化后，幼虫在水中生活。温度适宜、食物充足时，幼虫期一般持续 4～7 天，但是如果缺少食物，幼虫期会延长。由于蚊类对产卵地点的选择性，幼虫的生长发育会受孳生地的水质、气味、光亮度、水温、水流速、水中生物等因素影响。一般来说，小河支流、泉水、灌溉沟水等自然界流动的水中，以及稻田、沼泽、池塘等大面积静止的水中，其水干净、清洁，多为按蚊幼虫的孳生地。除极少数外，库蚊幼虫一般多孳生于污水中。而伊蚊幼虫多孳生于小容器装的清水中。所以仔细调查蚊的孳生地，可为灭蚊提供依据。

2. 成蚊习性

（1）摄食与吸血习性

为了繁殖和不断补充生命活动过程中消耗的能量，成蚊必须摄食补充营养物质。蚊类中雌蚊一般都吸血，也会取食一些植物汁液、花蜜等。雄蚊仅以植物汁液、花蜜等为食，一般不吸血。吸血蚊类如果不吸血仅取食蜂蜜、糖类等，一般不能产卵，但也可存活数周。蚊虫雌性多数都具有嗜血性，吸血活动开始多为人、动物身体上散发出来的气味所吸引。吸血蚊对血源有明显的选择性和适应性，可分为嗜动物血型、嗜人血型以及兼嗜人和动物血型。一般羽化后大约一天的雌蚊就开始吸血，但每次吸血时间因蚊种不同而有差异。如中华按蚊吸人血 3 min，而吸牛血 4～5 min；三带喙库蚊吸人血需 2～3 min，吸牛血 3～7 min。此外，光照、湿度、温度对吸血活动的影响也很大。在晚上蚊类吸血活动频繁；适宜湿度为 70%～80%；适宜温度为 26～35℃，温度低于 15℃时蚊类不吸血，高于 40℃时活动减弱，甚至致死。

（2）栖息习性与季节变化

雌蚊吸血的主要作用是促进卵巢发育成熟，一般吸血后会寻找阴暗、潮湿、不通风的场所栖息。按栖息的场所可以把蚊虫分为 3 类：家栖型，如淡色库蚊、致倦库蚊等，一般吸血和栖息均在室内；半家栖型，如中华按蚊，吸血时进入室内或牛舍，吸血后可留在室内稍做休息或飞到户外栖息；野栖型，如大掠按蚊，吸血和栖息都在户外。蚊类的种群消长与温湿度、雨量等气候因素有密切的关系，越冬期蚊虫一般不活动，蛰伏在温暖、不通风的环境下。不同地区蚊类种群一年中消长规律也会有所不同。

五、鼠类

分布在中国的鼠类多达 100 余种，从形态到生活习性相互差别很大，居民区、森林、草原、农田、荒漠等均有鼠类栖息。不过，在居民区里，典型的家栖性鼠类只有 3 种，即褐家鼠、小家鼠和黄胸鼠，此外，偶尔进入居民区的多为体型较小的野鼠和属于食虫目的小型兽类。根据目前情况，由有害生物防制员负责治理的，主要是居民区及其周围的鼠类，尤以家鼠为重点。故下面以家鼠为代表，简单介绍其主要习性。

1. 食性

家鼠本为食植性动物，但栖息在居民区及附近地区的也取食动物性食料，尤其是褐家鼠。人的各类食物、动物饲料，以至垃圾、粪便，均可成为鼠类的营养来源。有时甚至捕食小鸡、鱼虾，盗食鸡蛋。家鼠食量较大，日均食量约为自身体重的 1/5 或 1/10。食物的营养价值越低，食量相应增大。家鼠觅食主动、频繁，治理时应抓住这一薄弱环节。野鼠食性较单纯，以当地植物为主，取决于当地条件。这些鼠类能够繁衍至今，正是因为适应了本地的生活环境。为防一时短缺，有的鼠种存粮；为求安全，有的鼠种将食物拖入洞内或隐蔽处后方才进食。但家鼠较少在洞内进食。

2. 活动

为了安全，鼠类多在夜间活动，在傍晚和黎明前各有一次活动高峰。在一些无人的环境里，家鼠白天也外出活动。为了安全，其活动多沿墙根壁角或家具边，有比较固定的路线，常常形成明显的鼠道，呈光亮的深灰或黑色。野鼠中多数种类也在夜间活动，但一些栖息在草原或荒漠等地区的一些种类则夜伏昼出。有的野鼠有光滑的鼠道，但多数鼠种的鼠道不明显。

通常，家鼠的活动范围多在一幢或几幢相邻的建筑物内，当密度过高，或生存条件恶化，或感到威胁时可向周围扩展。其活动能力甚强，可沿水平的电缆或树枝行走，从粗糙的墙面向上攀登。褐家鼠和黄胸鼠在平地上可跳高约 1 m、跳远 1.2 m，可从 15 m 的高处跳下而不受伤害，可游泳 800 m，并能潜过水闸，通过便器弯管。小家鼠活动能力较差，活动范围小，但可钻过 0.8 cm 的孔隙。

3. 繁殖

鼠类繁殖力强，表现为性成熟快，出生后 3 个月即可交配；怀孕 3 周产仔，每胎 4～6 只，最多可达 17 只；母鼠产后数日又可怀孕。条件适宜时，1 对成鼠 1 年可繁殖后代几百只。小家鼠虽然每胎产仔较少，但性成熟更快。只要食、藏条件充足，家鼠全年均可生育，春、秋为繁殖旺季。野鼠的繁殖受自然因素的影响较大，每年产仔次数和每胎幼仔数少于家鼠。

需要强调指出，家鼠赖以繁殖的两大条件，食物和隐蔽场所，都是人类直接或间接提供的。治理时必须充分认识，采取措施，抑制其繁殖率。

4. 栖息

鼠类保护自己的主要本领是隐蔽，以洞穴、缝隙、夹层等作为巢穴，借以栖身和繁育后代。野鼠的巢穴多数为自掘，少数利用自然缝隙、孔洞；但家鼠不同。随着人们生活条件的改善，泥墙、土地日渐减少，家鼠自己挖洞的机会也在减少，越来越多地利用下水道、夹层、建筑孔隙以至家具、久不翻动的杂物和衣被等隐藏栖息。不同家鼠的栖息场所各有侧重，黄胸鼠多在建筑物的上层栖息；褐家鼠喜在基层比较潮湿处，如阴沟、下水道等栖息；小家鼠常在家具、杂物堆里栖息，较少进入顶层。由于多利用现成空间，家鼠巢穴常无定式，垫巢物多为碎布、废纸、杂物或树叶、棉花等，通常没有固定的仓库。野鼠的洞穴和窝巢则各有特色，不仅有较松软的窝巢，有的还有储食的仓库以及厕所、气孔等。冬眠鼠的窝巢筑在冻层以下，冬眠前堵严洞口然后蛰眠。

5. 感觉

了解鼠类的感觉对提高治理鼠害的效果很有帮助。家鼠主要在夜间活动，视力欠佳，而且是全色盲。但是，它们可在很暗的环境里看清 10 m 内的移动物体，能分辨颜色的深浅，在红光下视觉差。野鼠的视觉各不相同，白天活动者视力很好。

鼠类的听觉发达。家鼠对突发的声音敏感，能识别噪声，对有节奏的声音能很快适应。家鼠还能发出并听到每秒振动频率超过 15 kHz 的超声，小家鼠最高听到 90 kHz，而褐家鼠为 100 kHz。根据这个特点，可制成干扰鼠类而人却不受影响的驱鼠器；不过，由于种种原因，其效果并不理想。

鼠类的嗅觉都很敏锐，是用于觅食、寻伴、避险以及定位和识别活动场所的重要途径。鼠类个体分泌的外激素，不仅是联络同类的信号，而且可用于标记边界，阻止入侵。由于嗅觉十分灵敏，有的鼠种甚至可在训练后协助缉毒。

鼠类的味觉发达，能识别食物中的微量杂质。在选择食物时，味觉比嗅觉更为重要，即使嗅觉很好，但若味觉欠佳，也不喜食。不过，鼠类味觉的喜好和人类并不完全平行，多数人类喜食的东西鼠类同样喜好，但各有所好的食物不少。故选用诱饵时，不能完全以人之心，度鼠之腹。此外，当食物匮乏时，鼠类饥不择食，可取食在正常条件下不吃的食物。

此外，家鼠多在暗处活动，常利用吻部的触须定位，以保持身体和墙壁的距离。在其足趾上也有触觉感受器。

六、常见蚁类

蚁类为完全变态昆虫。全世界已知的蚁类近万种，中国有500多种，最常见的是家蚁。在所有蚁类中，有的可以危害植物，有的则是害虫的天敌，也有的可以作为药用昆虫。蚁类是多态型的社会昆虫，一个群落往往包括不同等级的类型，如蚁后、雄蚁、工蚁等，个体数量非常大。一般在室内或野外巢居，室外多生活在地下或朽木中，也有在树上的。

蚁类为杂食性昆虫，多数种类为寄生性和捕食性，少数为植食性。其中绝大多数种类取食各种有机物质的残渣碎屑和动植物的尸体，少数居室蚂蚁会对建筑物造成危害。常见的居室蚂蚁有大头蚁、小黄家蚁、臭蚁、洛氏路舍蚁等。

1. 大头蚁

大头蚁的蚁群主要包括雌蚁、雄蚁、工蚁、兵蚁4种类型。工蚁体型较小，触角细长；兵蚁头部硕大，触角柄节长度不超过头顶。中国大头蚁有广大头蚁、印大头蚁、塞氏大头蚁等种类。其中，广大头蚁主要分布于北京、山东、浙江、上海、福建等地，在室内可以侵入建筑物内筑巢，而且可以叮咬人；印大头蚁，主要分布于西南、华南各省区，尤为重庆市严重，多在户外或建筑物的地基下筑巢，也可侵入建筑物内，还可危害制药厂的葡萄糖车间，污染原料和成品，严重影响正常生产；塞氏大头蚁，主要在浙江发现，此蚁在室外筑巢；印大头蚁一般在建筑物周围屋檐滴水线以内的墙角地基下筑巢，嗜食鱼肉、昆虫尸体如蟋蟀等，以及蜂糖等甜食品。此蚁的生长发育受温度影响很大，最适合的温度为24℃，蛹在超过35℃时不能生存，成蚁的亚致死低温区为－5～5℃，亚致死高温区为40～50℃。在卵巢底部产卵，一般卵期为2～8天，孵化率为62%。幼虫常集中在巢的底部，不能活动，靠工蚁饲喂，化蛹率约为45%；蛹为深黄色，蛹期一般3～8天，羽化率为60%；羽化后的成虫在1～5天内活动力弱。

2. 小黄家蚁

小黄家蚁身体为黄或红棕色，是最普通的家蚁，原产于热带，现为世界性的分布种类。常筑巢于居室等建筑物的墙壁缝隙中，有的也在地板、箱子下的各种缝隙中或室外砖石等废物堆下筑巢。小黄家蚁喜温热环境，常活动于温暖而又容易获得水分的厨房、浴室等处。

在夏季，小黄家蚁雄虫和雌虫完成交配后不久，雄虫便死去，留下雌虫产卵繁殖蚁群。一般情况，在 27℃条件下，工蚁卵期为 7.5 天左右，幼虫期为 18.5 天，前蛹期为 3 天，蛹期为 9 天，共计 38 天；而雌蚁和雄蚁大约需 42 天。就产卵量而言，平均每头雌蚁一生可产卵 3500 粒，一天可多达 30 粒。一般，一个蚁巢内，雌蚁的数量总是比雄蚁多，雌雄比可达 1.10～5.25：1。雌蚁终年可以繁殖，寿命可达 39 周，尤其是当雌蚁过少或工蚁过多时，繁殖还可以加速。当蚁群过大时，随时可以分成新的蚁群，即由工蚁衔巢内的卵、幼虫至新的适宜的场所，便能建成新群。因此一个建筑物内可以有许许多多的蚁巢和蚁群，这就加强了危害的严重性。此外，不同蚁巢的蚁群还可以混居，有内部自相残杀现象发生，造成幼蚁死亡过多。在室内，小黄家蚁不但窃食各种食物，叮咬人，而且还可以传播病菌。

七、白蚁类

白蚁是热带、亚热带地区的重要害虫，中国长江以南的地区也有白蚁，并且越往南危害越严重。据近几年的调查，发现北方地区也有白蚁，如北京的通县，房屋蚁患已占房屋总数的 5%。长江以南地区更为严重，一般的房屋蚁患能达 40%～50%。在南方农村，有“白蚁赛猛虎”的说法。白蚁的食性以木质为主；其次为植物纤维，如房屋、家具、树木、铁道枕木、船舶、桥梁、文物资料、药材、电杆木等都是白蚁的危害对象；再次，白蚁也危害橡胶制品。近年来，随着城市的发展，高楼大厦林立，虽然这些房屋是以混凝土结构为主，但是同样也遭受到白蚁的危害。此外，在南方，白蚁对农作物和树木的危害十分严重。一些甘蔗的受害率能达 5%～10%，橡胶树的受害率更高，达 3.2%～43.5%。让人担忧的是，水库、江河堤坝也常遭土栖白蚁的危害，据调查，南方水库蚁患一般占土坝段的 40%～50%，严重者达 90%，必要时需拆坝重修，否则就会造成漏水决堤。

白蚁也有对人类有益的一面，比如白蚁可供食用，是上等的美味佳肴；白蚁及其副产品可以入药，医治人的疾病；白蚁还可以制酒。

虽然中国白蚁种类很多，已知的就有 130 多种，但是危害性较大的主要集中在家白蚁属、散白蚁属、土白蚁属和堆砂白蚁属。现仅以这些属的代表危害种类介绍白蚁的生物学特性。

1. 台湾家白蚁

主要分布在淮河以南地区，是华南地区房屋建筑的大敌。家白蚁属于土木两栖型，喜温怕冷，好湿但怕水，喜暗怕见光，喜通风、木材集中的地方。

有翅成虫有分飞扩散繁殖新群体的特性，但是成虫的分飞跟温度、湿度等气候条件有很大的关系。温度过高或过低不利于其幼龄群体发展，在15℃下根本不能产卵，甚至死亡；在20℃恒温下，虽然能少量的产卵，但是不能孵化；在25℃的环境中，虽然能产卵，但是不能孵化或孵化期延长，影响种群数量的发展，这就是家白蚁总是要选择一定的温度条件才能分飞的主要原因。除了温度的要求外还有对栖息地含水量的要求，以有利于繁衍后代。

家白蚁在室内和室外筑巢，巢居在地上或地下，常见于大树上的树干内。家白蚁营造大型的蚁巢，而且在外有巢壳保护，巢壳具有保温、保湿和抵御天敌的作用。巢内的温度保持在25～35℃，相对湿度在90%以上。蚁巢按其坐落的部位可分为地上巢、地下巢和树巢3种。

有翅成虫分飞后，即下地脱翅，此后雄虫追逐雌虫，交配后，在适宜环境中定居下来。5～10天后开始产卵，每年的产卵高峰期在7—8月份，雌虫的产卵历期大约为5个月，从4月下旬或5月开始一直到10月份。每头雌虫一次产卵1～6粒，平均一生产卵46粒。但当营养不足时，大多数雌虫不能产卵。家白蚁的原始繁殖蚁生殖潜力很大，这和它本身的遗传因子有密切关系。

2. 黑胸散白蚁

中国是世界上散白蚁种类最多的国家，目前已发现的有50多种。散白蚁也属于土木两栖型白蚁，但是它不建大型巢，只是在土壤或木材中穿筑成孔道，群体也比较分散。散白蚁主要危害枯老树的地下根及临近地面的树干，农林作物的根部或堆放在地面上的木材。散白蚁善群飞，多发生在4～6月份，群飞的适宜温度一般在20℃以上。群内补充生殖蚁的数量极多，而且有短翅、无翅和中间形式的各种不同形态，其中以短翅补充生殖蚁最为常见。每头雌虫一生产卵30～40粒，均1个月后孵化。

3. 黄翅土白蚁

黄翅土白蚁在种群中主要是一王一后，但是也有一王多后、多王多后的现象，没有发现有短翅或无翅的补充型蚁王和蚁后。其巢为完全地下式，地面上没有土垄的突起，蚁群集中在主巢内生活。黄翅土白蚁对水分的要求十分严格，可以通过各种途径获得。幼体种群可以从湿度较高的土壤或植物中吸收水分；在堤坝上为害的种群，为了取食和吸水，筑有纵横交错的蚁道，使坝体内形成大空腔，给人们的生命财产安全带来了很大的威胁。

4. 截头堆砂白蚁

截头堆砂白蚁不需要水源，甚至在较干燥的地方也可以生存繁殖。其群体在房屋木材或朽木内穿筑不规则的孔道，没有蚁巢。一个群体内有两只脱翅繁殖蚁，兵蚁数量很少，长翅繁殖蚁数量也不是很多。雌雄蚁配对后，寻找到木料的隙缝或小树洞，钻进去就能繁殖生存。其若虫在室温 27℃、相对湿度为 90%的条件下，可以形成补充型，一般得用 13～15 天，最早的 10 天就可以出现，有的时候若虫形成补充型也可长达 20 多天，甚至一个月。除了可以忍受干燥和高温外，截头堆砂白蚁还可以在光照很强的情况下生活和繁殖。

八、蜱螨类

蜱螨属节肢动物门，蛛形纲，蜱螨亚纲。现在已经记载的蜱螨有 30000 种左右。螨体长一般在 2mm 以下。蜱螨与昆虫不同，没有触角和翅；没有复眼，仅有单眼或眼退化；成虫有 4 对足。蜱螨的生活史中包括卵、幼虫、若虫和成虫等时期。多数种类的蜱螨为卵生，部分为卵胎生。有些种类也可进行孤雌生殖。蜱螨遍及地上、地下、高山和水中，生活方式多样，可危害动物和人类。不少种类寄生于脊椎动物和无脊椎动物身上。蜱类、革螨、恙螨常侵袭人和家畜，传播疾病。粉螨、肉食螨成为仓储的害螨。

第三章 有害生物综合防治基础

有害生物综合防治是人们与有害生物作斗争的阶段性总结。随着对有害生物的生物学、发生规律认识的加深以及新技术、新方法、新思维的增加和应用，有害生物综合防治的内涵不断的丰富。有害生物综合防治是一种控制害虫的体系，不是靠单一的技术解决问题，也不是简单的各种方法的拼凑，而是综合一切可能的手段相互协调。要按照有害生物的种群动态及其与环境的关系，采用适当的技术使有害生物数量控制在人们可容忍的水平以下。在农业有害生物防治上，人们经历了由农业防治到单纯的化学防治的探索，城市有害生物防治基本上也经历了类似的过程。随着 20 世纪 40 年代初 DDT（双对氯苯基三氯甲烷）的使用，有害生物的控制基本上出现了单一药剂控制为主的现象。因此，很短的时间内，许多有害生物产生了抗药性，导致了用药量的增加，环境风险和生态风险也相应增加。人们认识到单纯应用化学农药来防治病虫害会使病、虫的抗药性增强，会对人、畜造成直接、间接的毒害，会严重污染环境，造成生态失衡等。20 世纪 60 年代一本著名的著作《寂静的春天》的问世，把农药对环境的影响提高到了前所未有的重视地位。从 20 世纪 70 年代初开始，有害生物综合治理的理论和实践得到了人们的关注。在农业上，为了长期有效地控制病虫害的危害，避免或降低由于防治不当带来的不良后果，中国于 1975 年提出了“预防为主，综合防治”的植物保护方针，同时，美国提出“有害生物综合治理” (Integrated Pest Management，IPM) 的策略，为以后有害生物综合防治奠定了坚实的基础。

第一节　有害生物综合防治基本原则

有害生物综合防治是一个生态学问题，其基本思想是：从生物与环境的整体观点出发，本着预防为主的指导思想和安全、有效、经济、简易的原则。以环境治理为基础因地因时制宜，合理运用化学的、生物的、物理的方法，以及其他有效的生态学手段，把害虫控制在不足危害的水平，并争取予以清除，以达到除害灭病或减少骚扰的目的。

世界卫生组织（WHO）媒介生物学和控制专家委员会在 1983 年对媒介生物综合治理的定义为“应用所有适当的技术和管理方法，以经济核算的方式，取得有效的媒介生物的抑制”。已故的陆宝麟教授对中国媒介生物综合治理的内涵作出了很大的贡献，主要包括：靶标生物与环境，以及环境与防治的统一性；社会因素对医学昆虫防治的影响；环境治理是医学昆虫控制治本的途径；医学昆虫防治技术的系统结合等。

一、综合防治措施的原则

选择综合防治的措施就是要本着预防为主、化害为利和综合利用的原则，使其符合“安全、有效、经济、简易”的原则要求。

1. 协调好化学防治和生物防治之间的矛盾，尽可能地减少有效施药量，较大限度地发挥天敌的效能。

2. 在多种害虫对象防治时，往往要在短时期内采取不同措施，或先后使用不同种类的化学农药。为了避免措施重叠现象，应根据当时的主要虫害及措施的有效性能，抓紧时间进行防治，并尽可能注意兼治次要害虫。

3. 发挥各种措施之间相辅相成的作用。任何措施都有它的优点和局限性，使用过程中要考虑各种措施的适用顺序和相互作用关系，达到扬长避短的目的。

二、综合防治措施的选择

综合防治要求因地因时制宜。由于中国各地的生物地理环境不同，害虫发生时期和危害频率不同，管理技术不同，各地选择的主要内容是不一致的。综合防治措施的选择大致有以下四个原则：

1. 以化学防治为主，辅以其他措施

主要着眼点是如何合理使用农药，通过若干辅助措施，减少化学杀虫剂的使用量和使用面积，降低成本，提高防治效果。

（1）利用光或其他引诱手段，将害虫集中在较小的面积内，进行施药防治，以减少施药面积。

（2）把化学农药用在害虫为害的关键时期和害虫发生的高峰期，其他非关键时期以及大量发生的前峰和后峰则采取其他措施抑制。同时有几种害虫发生时，用其他措施可以防治的虫类，尽可能不用化学农药，把化学农药的使用限制在关键时期的主要防治对象。

（3）根据某些害虫开始发生在点片的特点，采用点片施药，把害虫消灭在扩散之前，做到有的放矢地把农药用在要害地区。

（4）采用混用方式，某些化学农药可以与一些植物性杀虫剂合用，特别是对于那些对某种化学杀虫剂有抗性的虫类，混用后可增加杀虫效力。化学农药与微生物制剂合用，可降低害虫耐药性或抗病力，也可同时兼治其他害虫。这些措施都可以达到减少施药量的目的。

2. 以生物防治为主，辅以化学防治或其他措施

生物防治的内容包括以虫治虫、以菌治虫、保护青蛙、蜘蛛等天敌。在一些开放的环境中，青蛙、蜘蛛等作为蚊子的天敌也能被有效利用。

3. 以预防为主，辅以化学防治或其他措施

在防治蚊蝇等卫生害虫方面，消灭孳生地是一项重要措施，要积极做好管积水、管粪便、改厕所、改炉灶和发展沼气生产。

4. 多种措施综合利用

这是普遍采用的一种类型，优点是可以根据益害虫的虫情和当时的环境条件，因地制宜通过综合利用几种措施防治害虫，在措施安排上能灵活机动，做到有主有辅。但由于防治对象多，措施多，需更多地考虑协调各种措施之间的关系，发挥其相辅相成的作用，进而化繁为简。

有效地运用综合防治的措施，首先要做好调查研究，摸清害虫发生

的情况，这样才能选择综合防治的措施，做到“安全、有效、经济、简易”地将害虫控制在最小的危害程度上，甚至将其消灭。

第二节　化学防治

化学防治的方法是人类文明发展和科学技术进步的产物，是应用化学农药来防治害虫、害螨、病原菌、鼠类等有害生物，保护人群健康的一类防治方法。化学防治的物质基础是各类农药和施药器械，主要宗旨是尽量发挥农药的潜能，保护城市园林生态环境，防治卫生害虫等。

化学防治一直是害虫防治的重要手段之一。随着人们对环境质量要求的提高，化学防治带来的一些不良影响也逐渐被人们认识到，所以要求使用者特别是从事化学防治研究和应用的人员应改进化学防治，减少或消除不良影响。实际上，研究人员一直致力于对环境友善的化学防治药剂和使用技术的研究。有时，人们往往忽视了化学防治在重视环境方面的努力和取得的成果，或把化学防治取得的对环境友善的结果归于其他的防治方法。

使用杀虫剂防治害虫可以追溯到古罗马时代，早在公元前 9 世纪，古希腊人曾提到用燃烧的硫磺可以做熏蒸剂用。在中国，《诗经》上已有“穹窒熏鼠”的记载，到 16 世纪，中国已经开始用砷化合物作为杀虫剂来防治害虫。到 19 世纪，人类开始大量地使用无机化合物来控制危害作物的有害生物。20 世纪 40 年代以来，随着化学和化工技术的发展，DDT、六六六等一些有机合成农药陆续问世。随后，有机磷、氨基甲酸酯、拟除虫菊酯、新烟碱类等杀虫药剂的大量问世和使用，为控制农业病虫害以及病媒生物起到了重要的作用。

随着杀虫药剂的大量使用，带来了许多没有想到的副作用，如人畜中毒、害虫抗药性的产生、害虫再猖獗以及环境污染、生态平衡的破坏等。因此，科学合理地使用杀虫药剂是使其在有害生物综合治理中发挥重要作用的关键。

一、杀虫药剂简介

杀虫药剂是农药中的一类，用于控制农、林业害虫及病媒昆虫的化合物或生物。自从《寂静的春天》出版以来，从环境友善出发的农药领域取得了长足的进展。

1. 传统的化学农药正在不断地向环境友善方向发展

随着农药对环境日益严重的影响，政府部门对环境也越来越重视，同时也激励了农药工作者开发研制对环境友善的农药，发展对环境友善的施药技术。农药的使用剂量由第一代无机农药的十几公斤、几十公斤/公顷到目前的几克、几十克/公顷，说明农药在向高效化发展，从而减少了对环境的影响。对非靶标生物的毒性一直在降低，由过去的无选择性到目前的强选择性，有些药剂对高等动物基本无毒，有些新型药剂对天敌有保护作用。

在农药的使用技术方面的成绩与发展主要体现在两个方面。一是新剂型的出现，过去常见的剂型主要有乳油、粉剂、可湿性粉剂等，近年来一些新的剂型如悬浮剂、干悬浮剂、热雾剂、冷雾剂、微胶囊剂等的出现都大大降低了有机溶剂的使用量，减少了有机溶剂对环境的污染和对操作人员的毒性。二是施药器械和技术的改进，如配合热雾剂和冷雾剂的施药器械、静电喷雾等。

2. 农药的基础研究正在深入

近年来对农药的基础研究逐渐引起了有关科学家和政府有关部门的重视，特别是对有害生物体内新靶标，以及增效剂靶标的研究与利用。近年来对杀虫药剂靶标的研究有了很大的突破，如 GABA 门控氯离子通道、钠离子通道、乙酰胆碱酯酶、乙酰胆碱受体、氧化磷酸化的解偶联等都得到了比较详细的研究。见表 3—1。

表 3—1　一些已知的杀虫药剂靶标

靶标类别	药剂举例
钠离子通道	除虫菊素，1820 年以前；DDT，1939；溴氰菊酯，1974
氯离子通道（GABA 受体复合体）	苦毒素，1875 年以前；林丹，1942；狄氏剂，1949；硫丹，1956；阿维菌素，1981；氟虫腈，1992
乙酰胆碱受体	烟碱，1960 年以前；杀螟丹，1967；吡虫啉，1992；Spinosad，1995

续表

靶标类别	药剂举例
乙酰胆碱酯酶	毒扁豆碱，1967；对硫磷，1946；甲拌磷，1956；甲萘威，1957；涕灭威，1965
呼吸抑制剂及解偶联剂	鱼藤酮，1948年以前；二硝甲酚，1892；三环锡，1968；丁醚脲，1988；喹螨醚，1991；chlorfenapyr，1992
章鱼胺受体	双甲脒、杀虫脒等甲脒类药剂
生长控制有关的受体靶标	JHA，1940s—1967；除虫脲，1972；烯虫酯，1973；苯氧威，1981；虫酰肼，1986
行为控制有关的受体靶标	性外激素；报警外激素；引诱剂；驱避剂
ATP 酶	DDT、拟除虫菊酯等

3. 生物（源）农药的开发与利用是近年来研究的一个热点

生物农药由于对环境的安全系数较高，备受人们的重视，许多科技工作者致力于该领域的研究。微生物农药的研究主要集中在菌种的改良与筛选、剂型与使用技术的改进、菌种资源的收集与保存等方面。从植物当中发现新的农药模板，人工仿照合成或改造后合成也是开发环境友好型农药的途径之一。

二、杀虫药剂毒力表示方法

杀虫药剂对靶标生物的毒力通常是在实验室内用标准的试虫实验得出的。在严格的条件控制下，测定一个杀虫药剂对试虫的毒力大小的过程，称为生物测定。也可以通过生物测定来比较不同药剂对同一受试生物的毒力大小，或者不同生物或种群（品系）对同一药剂品种的敏感度的高低。生物测定结果可以用于害虫防治时的参考，但是不能把实验室的生物测定数据直接用于害虫防治。常用的杀虫药剂毒力的表示方法有以下几种：

1. 致死中量（LD_{50}）

在一定的观察时间内，受试生物死亡一半需要的杀虫药剂量。单位为 g/g、g/头等。

2. 致死中浓度（LC_{50}）

在一定的观察时间内，受试生物死亡一半需要的杀虫药剂浓度。单位为 mg/L、g/m^2 等。

3. 击倒中时（KT_{50}）

在一定的杀虫药剂处理剂量下，受试生物一半不能飞行或运动所需要的时间。单位为 min 或 h 等。

4. 击倒中量（KD_{50}）

在一定的观察时间内，受试生物一半不能飞行或运动所需要的药量。单位为 g/g、g/头等。

5. 致死中时（LT_{50}）

在一定的杀虫药剂处理剂量下，受试生物死亡一半需要的时间。单位为 min 或 h 等。

三、杀虫药剂剂型

从工厂合成出来的杀虫药剂是不能直接使用的，必须经过一定的工艺加工，添加一些非杀虫作用的物质（称为助剂）才能使用，即所谓的剂型加工。助剂的作用就是使杀虫药剂（有效成分）能够均匀地分布在要控制的有害生物活动或取食的场所。农药的主导剂型主要有粉剂、可湿性粉剂、乳油和粒剂四大类。其他剂型一般是从四大剂型派生出来的。见表 3—2。

表 3—2　农药新剂型的开发

剂型	问题	原因	改进方法	新剂型
乳油	毒性、易燃、药害	有机溶剂、合成表面活性剂	利用水、固体化变更溶剂或乳化剂	浓乳剂（乳剂型悬浮剂）（水包油型等）、微乳剂（水乳剂）、固体乳油改进配方
可湿性粉剂	多粉尘	细粉	在水中分散、造粒、用水溶性薄膜包封、利用重质载体	悬浮剂、水中可分散的颗粒剂（干悬浮剂）、水溶性包膜剂改进配方
粉剂	漂移	细粉	除去极细粒子、造粒、利用重质载体	无漂移粉剂、细粒剂改进配方
粒剂	—	—	制成不同粒径的粒剂，适用于不同的作物，并控制释放速度	微粒剂、大粒剂、粉粒剂、微胶囊剂

1. 粉剂

粉剂是由农药有效成分与稀释剂、物理性能改良剂和稳定剂等混合、粉碎而成的粉末状制剂。由于稀释剂（或填料）占制剂组成的绝大部分，所以对粉剂质量影响较大。粉剂常用的稀释剂是黏土，当原药的有效成分是液体时，加入吸油性较高的白炭黑；有机磷、氨基甲酸酯类杀虫剂粉剂常需加入稳定剂，常用的稳定剂有异丙基磷酸酯、芳香族或脂肪族羧酸、二元羧酸、磷酸、焦磷酸等酸性物质；另外，能减弱稀释剂表面酸度的六次甲基四胺、尿素、多聚甲醛、脂肪族醇胺等碱性物质也能作为二硫代氨基甲酸酯类制剂的稳定剂。

粉剂的粒子细度、喷粉性和分散性是其主要物理性能。粒子细度按规定要求在300目以下。粉剂由于不能被水湿润，不能分散或悬浮在水中，故不能兑水喷雾使用。粉剂中有效成分含量一般在10%以下。低浓度粉剂供喷粉使用；高浓度粉剂供拌种、制毒饵、制毒谷或土壤处理用。

粉剂的缺点是易产生漂移，易污染环境或对周围敏感植物产生药害，其药效一般也不如液体制剂，如乳油等。其优点是成本低，使用方便，节省劳力，不需要水，可以通过添加黏着剂、抗飘移剂、稳定剂等改进其性能。DL粉剂就是经过改进的无飘移粉剂。粉剂是目前主要的剂型之一，而且还在向高浓度、混合剂方向发展。

2. 可湿性粉剂

可湿性粉剂是由原药和少量表面活性剂（湿润剂、悬浮剂和分散剂）以及细粉状的载体（硅藻土、陶土）等一起经粉碎混合而成，当原药为液体时，也需加入吸油性高的白炭黑。可湿性粉剂的pH值、被水湿润时间、悬浮率等是其主要性能指标。可湿性粉剂中有效成分含量一般为25%～50%。可湿性粉剂必须兑水喷雾，绝不能像粉剂一样直接喷撒。

可湿性粉剂克服了粉剂的漂移性，药效也比粉剂提高。与乳油相比，可湿性粉剂还可以制成高浓度药剂，只需加入少量表面活性剂即可，不需溶剂，所以节省了原材料，也减少了溶剂对植物可能产生的药害和对环境的污染，但药效一般不如乳油好。可湿性粉剂正向高浓度、高悬浮率方向发展。

3. 乳油

乳油是液体制剂，是由原药、溶剂、乳化剂、稳定剂、物性改良剂等经溶化、混合等制成的透明或半透明的浓厚溶液。加水稀释可自行乳化形成不透明的乳剂。

乳油的乳化性是其重要的物理性能，一般要求加水乳化后至少保持2h内稳定。乳化性能差容易造成药害和降低防治效果。乳油加工成本低，任何固体、液体或处于中间形态的原药只要能溶于有机溶剂都可以加工成乳油。乳油稀释、喷洒方便，药效高，防治成本也低。但是，乳油中含有大量有机溶剂，所以在加工、包装、运输、储存等过程中需要注意防火，而且乳油的流通费用也比较高。另外，乳油中的有机溶剂多为二甲苯等有毒品，对环境的污染问题也不容忽视。

4. 粒剂

粒剂是由原药、载体和其他辅助剂制成的粒状固体制剂。粒剂的制备方法有 3 种：

捏合法是在有效成分里加入稀释剂（滑石粉、黏土、膨润土等）、黏结助剂（聚乙烯醇、淀粉）、分散剂（表面活性剂）和增塑剂，均匀混合，粉碎后加水捏合，并过一定筛目挤出造粒。此法适用于不易水解、对热稳定的农药。

吸附法是把液体有效成分均匀喷洒并吸附在膨润土、蛭石等天然载体上经粉碎，筛分而成。

包衣法是把液体有效成分均匀喷洒在非吸油性粒状载体如硅砂、碳酸钙和黏土上，然后用包衣剂如聚乙烯醇、液蜡等覆盖在药膜外面以固着药剂。

根据载体性质可以将粒剂分成解体性粒剂和非解体性粒剂，前者遇水分散，后者遇水不分散。

5. 悬浮剂

悬浮剂是把有效成分为固体又难溶于溶剂的原药和分散剂、湿润剂、黏度调节剂、消泡剂、冰点调节剂、水等一起采用砂磨机进行超微粉碎而加工成的黏稠性糊状制剂。

悬浮剂是 20 世纪 70 年代初期出现的新剂型，兼有可湿性粉剂和乳油两种剂型的优点。悬浮剂的特点首先是没有溶剂造成的各种害处，包装可用廉价塑料瓶，助剂用量较少。其次，对有机溶剂溶解度小的原药也可制成悬浮剂，没有粉尘污染问题。但是，找到长期稳定的悬浮体系是很困难的，所以目前能实用的悬浮剂较少。对于凝固点在室温左右，水中溶解度在几百 mg/L 到百分之几 mg/L 或易于水解的原药，仍然难以制成悬浮剂。另外，由于目前的悬浮剂多是水性悬浮剂，所以，有些农药向靶标生物体内渗透不够，药效较差。悬浮剂较黏稠，难以从容器内倒出，给使用造成了不便。为克服悬浮剂的缺点，目前正在研究干悬浮剂，可用纸袋包装，使用时加水稀释即可喷雾。

6. 微乳剂（水乳剂）

微乳剂一般是由农药原药、乳化剂、水组成，根据情况也加入少量的有机溶剂。微乳剂中乳化剂的用量比乳油多，10%的有机农药微乳化需加入20%左右的乳化剂，因此该制剂中农药有效成分的含量一般不能太高。

微乳剂以水为主要基质，如5%氯氰菊酯微乳剂含乳化剂15%，含水近80%。微乳剂具有如下特点：不可燃，便于储存和运输；以水为主要基质，对容器要求不高；由于不含有二甲苯等溶剂，减轻了制剂的毒性，也减轻了对环境的污染；由于乳状液粒子比乳油小，药效较高。

四、主要杀虫药剂种类

杀虫药剂的类型比较多，除了大家熟知的有机氯、有机磷、氨基甲酸酯、拟除虫菊酯四大类以外，还有许多其他的类型，如新烟碱类的药剂，吡虫啉、昆虫生长调节剂类的苯基硫脲类药剂、大环内酯类药物阿维菌素、含氟的药剂氟虫腈等。以下介绍常用的3类药剂。

1. 有机磷类杀虫剂

有机磷类杀虫剂是国内外使用最广泛、用量最大的一类杀虫剂。有机磷类杀虫剂品种繁多，各品种之间的性能也千差万别，但综合起来有如下特点：

(1) 杀虫谱较宽，应用范围广

目前常用的有机磷类杀虫剂可以防治鳞翅目、鞘翅目、双翅目等多种卫生害虫及畜、禽体外寄生虫。

(2) 作用方式多样化，可满足多方面需要

大多数有机磷类杀虫剂具有触杀和胃毒作用，有些品种具有内吸作用或渗透作用，施用方便且不伤害天敌，个别品种具有熏蒸作用，有些品种还具有杀螨、杀线虫等作用。有些低毒品种还可用于防治仓储害虫。

(3) 毒性较高，使用时应注意安全

大多数有机磷类杀虫剂对人、畜毒性偏高，有些品种属于剧毒。使用时应注意安全。

(4) 在动植物体内及环境中易降解

一般有机磷类杀虫剂易于在动植物体内降解成无毒物质，在自然条

件中，如日晒、风雨的作用下易水解、氧化。因此，一般不会污染环境，但储存时应避光、防潮。

（5）易解毒

有机磷类杀虫剂虽然毒性偏高，易造成人、畜的急性中毒，但已有高效解毒药物，如解磷定或缓解症状的药物如阿托品等，可及时治疗意外中毒。

（6）抗性产生较慢

有机磷类杀虫剂的使用已有数十年之久，虽然药效比当初有所降低，但相对来说害虫抗药性发展较缓慢，而且不同品种之间的交互抗性还不十分明显，目前仍在大量使用。

（7）绝大多数有机磷杀虫剂在碱性条件下易分解，因此，与碱性物质混配时要慎重

目前中国注册登记并广泛使用的有机磷杀虫剂品种主要有：甲基对硫磷、乙酰甲胺磷、水胺硫磷、乐果、氧乐果、敌敌畏、马拉硫磷、辛硫磷、久效磷、甲拌磷、毒死蜱、三唑磷、甲基异柳磷、敌百虫、杀扑磷、丙溴磷等。

有机磷类杀虫剂是一类神经毒剂，其基本毒杀机制为有机磷与害虫体内乙酰胆碱酯酶结合，形成磷酯化胆碱酯酶，抑制害虫体内神经组织中乙酰胆碱酯酶的活性，致使体内乙酰胆碱大量堆积，而乙酰胆碱是胆碱能神经的化学传导介质，从而使中枢神经和胆碱能神经过度兴奋，破坏神经系统的正常传导，引起一系列神经系统中毒症状，直至死亡。

2. 氨基甲酸酯类杀虫剂

氨基甲酸酯类杀虫剂是继有机氯、有机磷之后出现的又一类重要杀虫药剂，具有作用迅速、选择性高、易分解、残留毒性小等优点，使用广泛。这类杀虫剂在杀虫效果和毒杀机制方面有很多特点：

（1）击倒快，残效期短，选择性强，杀虫范围不如有机磷类药剂那么广

这类杀虫剂对人、畜的毒性一般较有机磷类杀虫剂低，无体内积蓄，有的品种对有机氯及有机磷类杀虫剂有抗性的害虫也有效。但对螨类和介壳虫无效，对天敌安全。氨基甲酸酯类杀虫剂常用种类很多，如残杀威，主要为触杀剂，并具胃毒和熏蒸作用。混灭威的作用似残杀威，但无熏蒸作用。

（2）一般对高等动物急性毒性低，杀虫谱比较广

大多数品种对高等动物毒性低，在生物体内和环境中易降解，基本上没有慢性中毒现象，对鱼的毒性也较低，但对蜜蜂的毒性较高。

（3）毒性与其分子结构有着密切的关系

分子结构不同的氨基甲酸酯类杀虫剂的生物活性和防治对象有很大差别。

（4）对拟除虫菊酯类药剂有增效作用的增效剂，对氨基甲酸酯类杀虫剂也有明显的增效作用

如芝麻素、芝麻油氧化胡椒基丁醚等能够抑制害虫对氨基甲酸酯类杀虫剂的解毒代谢酶的能力。增效的程度跟化合物和防治对象有密切的关系。

氨基甲酸酯类杀虫剂的作用机制与有机磷类杀虫剂大体相同：抑制乙酰胆碱酯酶，使其发生氨基甲酰化，从而阻碍其分解乙酰胆碱的功能。对人和动物的毒性一般比有机磷低。

3. 拟除虫菊酯类杀虫剂

拟除虫菊酯类杀虫剂对害虫有高效、速效作用，但其化学性质不稳定、残效短，昆虫被击倒后有复苏现象。天然除虫菊产量有限且价格昂贵，近年来对人工合成的拟除虫菊酯研究日益增多，并且取得了显著成就。目前已经投入生产和使用的拟除虫菊酯类杀虫剂主要有丙烯菊酯、胺菊酯、苄呋菊酯、二氯苯醚菊酯和溴氰菊酯等。这一类杀虫药剂具有高效、广谱、低毒、低残留等特点，具有很强的触杀活性，并兼有胃毒、杀卵、拒食和驱避作用，无内吸和熏蒸作用，杀虫作用强、快速，对人、畜毒性较低。有的种类性质较稳定，残效期较长，是较有发展前途的一类新型杀虫剂。

拟除虫菊酯杀虫剂的杀虫活性高于有机磷酸酯类和氨基甲酸酯类杀虫剂，击倒活性也较强。另外，此类杀虫剂脂溶性高，耐雨水冲刷，施药后容易穿透害虫体壁而起作用，一般用药量较小。

温度对此类杀虫剂的杀虫效果有明显影响。一般，Ⅰ型菊酯温度低，药效高，Ⅱ型菊酯效果以高温时为高，但Ⅲ型菊酯则与药剂品种、害虫种类以及温度范围有关。

除虫菊酯在高温时对淡色库蚊的杀虫效果比在低温时高。

拟除虫菊酯类杀虫剂单独使用时易产生抗性，近年来已有很多种害

虫对此类杀虫剂的一些品种产生了不同程度的抗性，所以目前多把此类杀虫剂与有机磷类杀虫剂、氨基甲酸酯类杀虫剂混合使用，克服或延缓害虫抗药性的产生。

拟除虫菊酯类杀虫剂与 DDT 相似，同样都属于神经轴突部位传导抑制剂，而对突触没有作用。它们是负温度系数药剂（即随温度降低，药效增强）。拟除虫菊酯类杀虫剂的作用机制也与 DDT 大体相似，但也有一些差异：DDT 只对周围神经系统有作用，而拟除虫菊酯类杀虫剂除了对周围神经系统有作用外，对于中枢神经系统也有作用；虽然拟除虫菊酯类杀虫剂和 DDT 都作用于轴突，但是拟除虫菊酯的主要作用是在冲动产生区，且对感觉器官的输入神经轴突似乎特别有效，而 DDT 则不是这样。总的来说，拟除虫菊酯类杀虫剂的作用机制要比 DDT 复杂。

五、杀虫药剂的配制与使用

农药使用方法很多，针对不同的目的选用不同的施药方法是合理用药的关键。农药多数为有毒的物质，具有潜在的风险。使用农药时一定要细心，避免误用农药、错混农药。稀释农药所用的水质也会对农药作用的发挥造成影响，例如用硬质水稀释乳油农药，乳化性能差，易造成喷洒不均匀。基于以上情况，掌握杀虫剂如何配制和使用是关键。

1. 杀虫药剂的稀释

正确地稀释农药，准确地掌握农药的浓度，才能充分发挥农药的效能，避免人、畜中毒和造成植物药害，减少对环境的污染。病媒昆虫控制常用的药剂浓度表示方法有百分浓度、百万分浓度（mg/L）、稀释倍数等。在稀释的过程中应注意稀释农药所用水的水质问题，水的硬度很高时农药的乳化性能会很差，喷洒时有效成分会分布不均匀，附着性能也会大幅度降低，如果对植物喷洒还会增加对植物的药害风险。

2. 杀虫药剂的选择

选择杀虫药剂品种时的主要根据是害虫类型、施药场所、杀虫药剂品种特性和加工剂型等几个方面。树木、花卉上的刺吸式口器的害虫，如蚜虫应该选用内吸性杀虫药剂，也可以选择触杀作用的杀虫药剂；咀嚼式口器的害虫则应选择胃毒作用或触杀作用较强的杀虫药剂。地上害虫的防治应选择不易光解的农药，地下害虫的防治可以选用易光解而不受土壤钝化的杀虫药剂，如辛硫磷。根据不同害虫的种类选择不同作用方式的药剂。

正确选择剂型对于合理使用杀虫药剂也是很重要的。例如防治飞翔的害虫时，要选择在空间能够滞留一定时间，并且具有一定扩散能力的剂型及其配套的施药器械，提高杀虫效果。在这种情况下，用粉剂或超低容量喷雾剂就比较合适。对于粮仓等密闭空间，采用薰蒸剂或烟剂效果较好。

3. 杀虫药剂的施用方法

杀虫药剂的施用方法也是各种各样，如喷雾、喷粉、撒施、泼浇、薰蒸等。喷雾、喷粉、熏蒸等需要专门的施药器械，撒施、泼浇等可以因地制宜选择合适的器具或器皿。关于一些施药器械的使用，在本书的相关章节以及教材的初级、中级和高级的相应章节还会有详细的介绍。

第三节　生物防治

一、生物防治法

生物防治法就是利用某些生物或生物的代谢产物，控制有害生物的发生和危害，是一类安全环保的有害生物防治方法。生物防治法只针对有害生物，对人、畜和植物是安全的，也不会伤害到自然界其他的有益微生物，不会污染空气、土壤和水域，而且有害生物不会产生抗性。另外，天敌或微生物在自然界建立了优势群落，可以繁殖和循环，能够达到长期有效控制有害生物的目的。

自然界中存在着多种有害生物的天敌，有捕食性天敌、寄生性天敌、病原微生物等。天敌和有害生物相互制约，相互斗争，保持在一种相对平衡的状态中。如果人为地增加有害生物天敌的数量或种类，打破相对平衡的状态，使天敌保持优势，就能不利于有害生物种群增长，从而减少和防止有害生物的危害。

生物防治法的种类有利用捕食性天敌、利用寄生性天敌、利用病原微生物等。

二、捕食性天敌的利用

人类自古以来就会利用捕食性天敌捕食有害生物达到防治的目的。一般情况下，捕食性天敌较其猎物体形大，它们捕获吞噬猎物的肉体或吸食其体液，使得猎物死亡。

自然界中有许多捕食鼠类的动物，如狐狸、黄鼬、野猫、猛禽和蛇等。在一般情况下，天敌对鼠的数量有一定的控制作用。但当鼠患大发生时，天敌的繁殖能力远低于鼠类，故天敌的作用会相当微弱。另外，鼠类有许多逃避天敌捕获的本领，所以不能单纯依靠天敌作为灭鼠的主要手段。

热带和温带地区有许多小型鱼类能够在水中取食蚊类幼虫。柳条鱼是目前全世界公认的能够较为有效地防治蚊虫的鱼类，这种鱼易于培养和运输，可耐受较大范围水温、含盐量的变化，且能耐受适量的有机物污染，能够防治多种环境下的蚊类幼虫，便宜、易行、实用。某些国家在蓄水区用食草鱼防治蚊类幼虫也非常有效。在中国，稻田养鱼防治蚊虫占首要地位，主要以鲤鱼为主，其次为鲫鱼，或两者混合放养，都取得了良好的效果。

经科学家研究证明，某些中剑水蚤可作为有前途的蚊虫防治生物，中剑水蚤广泛分布于淡水水域中，体积小，游动快，繁殖力强，繁殖周期短，吞食蚊虫效率高，适于各种无污染或轻度污染的水质，容易大规模生产，能够长期防治蚊类幼虫。

捕食性天敌昆虫是较为常见的天敌，在其幼虫和成虫阶段都是肉食性的，能够独立生活，在自然界中抑制害虫的作用十分显著。常见的有瓢虫、食蚜蝇、草蛉、捕食螨、食虫虻、螳螂、胡蜂、步甲、猎蝽、蜘蛛等。

另外，大规模的野外试验证明，大量释放某种水螅能够有效防治蚊和蠓类幼虫的野外种群。涡虫是一种能自由生活的淡水无脊椎动物，具有大量歼灭蚊类和蠓类幼虫的能力，且涡虫能大量生产，又能简易储藏，能够杀灭各龄期的蚊类幼虫；多种禽类、兽类（如穿山甲等）都是白蚁的捕食性天敌，某些两栖动物（如青蛙、蟾蜍）和蝙蝠等在白蚁离巢群飞的季节中能大量捕食白蚁长翅成虫和其他品级的白蚁，这些天敌能够有效消灭白蚁的繁殖成虫和降低虫口密度，从而抑制白蚁新群体的建立和危害。

三、寄生性天敌的利用

寄生性天敌主要以昆虫为主，几乎都是以其幼虫寄生，可寄生卵、幼虫、蛹和成虫各种虫态。其幼虫不能脱离寄主而独立生存，并且它们一生一般仅寄生一个对象，且均较寄主虫体小。寄生性天敌昆虫在寄主体内或体表发育，以寄主体液或组织液为食，随着寄生性天敌昆虫幼体完成发育，寄主则缓慢地死亡。双翅目寄生性天敌昆虫也能起较大的控制作用，主要有寄蝇、麻蝇、头蝇等。另外，寄生线虫主要经蚊虫体壁侵染，对非靶标生物无害，易于人工培养，对寄主特异性强，能高度侵染，释放方法简便。

四、病原微生物的利用

病原微生物包括细菌、真菌、病毒等。利用微生物防治有害生物具有以下几个特点：同化学药剂相比，利用病原微生物防治有害生物对人、畜安全，不污染环境，有害生物不产生抗药性；有选择性，有利于保护天敌；经济有效，便于推广应用，使用方法简单。

1. 细菌

目前研究和应用最广的是芽孢杆菌属，该属的某些种类已商业化应用于防治有害生物。

肉毒梭菌是一种梭状芽孢杆菌，它可以产生肉毒梭菌毒素，用来防治鼠类。肉毒梭菌毒素主要作用于中枢神经系统，阻碍神经末梢乙酰胆碱的释放，导致肌肉麻痹，最后呼吸麻痹引起鼠类死亡。

芽孢杆菌属中的苏云金芽孢杆菌和球形芽孢杆菌可用来防治害虫。苏云金芽孢杆菌简称 B. t.，是一种相当重要的细菌，也是当今国际生产量最大、应用最广的一类微生物杀虫剂，可用于防治直翅目、鞘翅目、双翅目、膜翅目特别是鳞翅目等多种害虫。苏云金芽孢杆菌通过昆虫口器进入虫体而破坏害虫的消化道内壁的表层细胞，使其脱落，阻止害虫取食，最终饥饿死亡。B. t. i 是使用最广的一个血清亚型，对多种蚊虫有较高的毒效，其中包括库蚊、伊蚊、按蚊等。苏云金芽孢杆菌血清型 H—14 制剂对一些卫生害虫具有高效毒杀作用，一般来说，它对库蚊、伊蚊、蚋类幼虫的毒杀活性较好，在非洲和北美已应用多年。苏云金芽孢杆菌的粉剂和可湿性粉剂已在美国和英国的粮仓中得到应用，用来防治印度谷螟、粉斑螟和烟草螟等蛾类储粮害虫。除此之外，苏云金芽孢杆菌还可用来防治花卉害虫。目前，苏云金芽孢杆菌存在杀虫谱窄、有效成分易被紫外线降解等缺点，使其应用受到限制，但随着生物工程技术的发展，通过基因重组技术，必将提高苏云金芽孢杆菌的活力。

球形芽孢杆菌（简称 Bs）广泛分布于土壤和水中。Bs 毒素是一种从球形芽孢杆菌中分离出来的菌株，是一种蛋白质，蚊虫吞食后，中肠肿胀，随之肠细胞在基部散开，细胞溶菌酶体增多而死亡。蚊虫吞食 Bs 后活动迟滞，浮出水面。Bs 毒素作用发挥较慢，一般在施用后 12 h 才可发挥作用，但灭蚊持效期较长，适用于各类水体。Bs 制剂对蚊幼虫杀虫谱较窄，对库蚊幼虫有很好的防治效果，对大劣按蚊和中华按蚊幼虫也有较高的毒杀活性，而对白纹伊蚊和埃及伊蚊效果很差。

2. 真菌

真菌是一类低等的生物，不含叶绿素，不能进行光合作用。病原真菌主要通过表皮或消化管、气管、伤口侵入虫体，在虫体内引起血淋巴的病理变化，最终导致组织解体。另外，菌丝的营养生长能引起虫体肠道机械封阻，菌丝的发育也能引起物理损害和化学毒素作用。

用于害虫生物防治的真菌有大链壶菌属、雕蚀菌属、绿僵菌属、白僵菌属和虫霉属真菌。大链壶菌属广泛分布于世界各地，对多种蚊虫有效，尤其对库蚊、伊蚊效果较好，对按蚊较差；雕壶菌属是水生菌类，在自然界中分布很广，仅限于侵染水生昆虫，是蚊虫和其他一些双翅目昆虫如蚋等的高度专性寄生菌；绿僵菌是广谱性病原真菌，可感染多种蚊、蝇、虻、蚤、蜱等；白僵菌由昆虫皮肤侵入体内，也能从口腔及气孔进入虫体，对按蚊和库蚊防治效果最好，对家白蚁有很高的致病力；虫霉属真菌通过虫体的表皮侵染，特别是通过体外各节间较薄的体壁和附肢侵染，一种虫霉菌对家白蚁的致病力很强，感病白蚁起初行动迟钝，死后体扁平，上长白粉状菌丝和孢子，7～9 月份将活白蚁与病死白蚁放在一起，3～7 天后就全部死亡。

3. 病毒

病毒在自然界比较普遍，也是在生物防治利用中极有希望的病原微生物。它是一种非细胞形式的极小有机体，在普通光学显微镜下看不见。目前，主要使用颗粒体病毒和核多角体病毒防治仓库害虫。颗粒体病毒对环境的抵抗能力强，在常温下至少可存活一两年，对脊椎动物无毒害。昆虫主要通过口服病毒而发病，也能通过寄生蜂的产卵在感染的虫体和未感染的虫体间传播。昆虫发病后表现为食欲不振，直至停止取食，虫体腹部颜色变浅，皮上出现斑点，体色改变，行动迟缓，反应微弱，后来体液变白。病虫体壁脆弱易破，虫死后虫体很快变黑。

第四节　物理防治

物理防治是利用机械方法，以及声、光、电、温度等物理条件，捕杀、诱杀或驱除有害生物。物理防治，简便易行，不污染环境，对人、畜安全，且长期使用相对成本比较低。

一、温度对生物的影响

温度在生物生活中起着重要作用，它直接或间接地影响着生物的生长、发育、形态、生存、行为、数量和分布等状态。

生物对高温和低温的忍受均有一定的限度。一般来说，昆虫能够生存的极限温度区域为 3～40℃。温度对生物的繁殖也有很大影响，如厕蝇在夏季气温较高时即停止繁殖。

根据害虫对温度的反应，可以利用自然或人工的办法，升高或降低粮食的温度，使之达到害虫致死温度以杀死害虫。

1. 高温杀虫

(1) 沸水浸烫杀虫

这种方法适合于消灭适当场合的蚂蚁、臭虫等，对数量不大的豆子中的蚕豆象、豌豆象、绿豆象等豆类害虫也可用此方法处理。处理时，把装有豆子的筐浸到沸水中。蚕豆浸 30 s，豌豆浸 25 s，烫豆子时必须保持水沸。每次豆子数量不能过多，以保证其受热均匀，然后取出豆子放入冷水中冷却，待凉后取出再摊开晾干，这种方法一般可以将虫全部杀死，并且不影响豆子的品质。

(2) 蒸汽杀虫

感染有害虫的包装、小型仓储器材等物品，可以根据粮食能否受热来决定是否采用蒸汽杀虫的方法。将有虫的物品放在蒸汽中蒸 15～20 min，就可把各种害虫杀死，然后再取出晾干。

（3）太阳晒粮杀虫

一般粮食采用日晒法杀虫，在这种条件下粮食的温度不易保持，效果较差。太阳能人造场是利用“热箱原理”收集太阳能，提高了太阳能的利用率，在相同条件下，与一般日晒法比较能在较短的时间内达到更高的温度。在气温稍低，日照好的条件下，可使用这种方法进行降水和杀虫，适合农村家庭采用。

2. 低温杀虫

利用冬季和春季自然低温的条件杀死在储粮器材、包装器材、仓储用具中的害虫是目前低温杀虫的主要办法。中国东北、华北和西北广大地区应用低温防治储粮害虫，有显著效果。南方地区也可选择时机，利用冬季、秋季、春季寒流时降低粮温，虽然不能杀死害虫，但可以有效地抑制害虫的生命活动，减少害虫繁殖的代数，使害虫大量发生的时间推迟 1～2 个月，可以减少粮食的损失。冷冻杀虫可以根据当地情况，采取仓外冷冻、仓内冷冻或仓内外冷冻结合的方法进行。

二、声波对生物的影响

超声波的频率高至 20 000 Hz 以上，由于频率高，因此其方向性好，且沿直线传播，穿透能力强，能穿透许多电磁波不能穿透的物质，在媒质中传播时能产生巨大的作用力，倘若外来的次声频率与体内内脏的振动频率相似或相同，就会引起生物内脏的“共振”，从而使生物产生一系列症状。

三、其他物理因素对生物的影响

1. 电磁辐射

电磁辐射是利用射线或加速器产生的粒子束流照射有害生物，通过射线与物质的相互作用，达到使粮食保鲜和杀虫的目的，主要用来防治储粮害虫和白蚁。这种方法可以检测和杀死粮食内部不容易被发现的害虫，可在短时间内收效，还能起到灭菌、消毒、防霉的作用，且不会造成污染，很少对粮食的品质造成危害。

目前还利用远红外辐射器来防治档案图书害虫。远红外辐射器将一般的热能转变为远红外辐射能，直接辐射到害虫虫体上，引起害虫体内分子共振，迅速升温，达到害虫致死高温，使其生理产生变化，体内酶系统被破坏，蛋白质凝固，致虫体组织和细胞受损死亡。

电磁辐射还可导致昆虫不育。利用激光的辐射特性，选定适宜波长的激光辐射，对害虫施以适当剂量，使害虫产生遗传性生理缺陷，使雄虫不育或遗传变异，破坏其生殖能力。如用 60 Co 射线对桑天牛雄成虫进行辐射，生育率可降低 9%，且子代幼虫无一成活，辐照雌虫则只同雄虫亲热而不交尾，只刻槽不产卵，导致下一代数量骤减。

2. 物理阻隔

物理阻隔是利用沙子、石子颗粒、金属网、金属板等物质作为物理屏障，防止有害生物进入建筑物内危害的方法。

可利用不锈钢网筛作为物理屏障，阻止白蚁进入室内。美国、加拿大、澳大利亚、德国的研究人员发现，白蚁利用其口器搬运土壤，由于它们不能用口器搬运直径大于 1 mm 的颗粒，所以大于 1 mm 的颗粒有阻止白蚁的作用，特制的玄武岩颗粒的尺寸恰到好处，既可以紧紧地贴在一起，不让白蚁通过，又可以防止白蚁利用口器将其搬走，且该颗粒有较好的硬度，白蚁不能咬碎它，可利用其作为物理屏障，挡住白蚁进入室内危害。也可将金属板或 PVC（聚氯乙烯）板铺在墙基、柱墩等部位，将建筑物上部与地基隔开，利用金属板或 PVC 板的密封性、承压性、耐腐性阻止白蚁进入建筑物内。需注意，金属板必须焊接密实，不能有缝隙，且只能用于新建建筑；PVC 板可用于新建建筑或已建成建筑。也可利用粘贴型沥青薄膜或填埋型橡胶沥青薄膜等防水膜，贴于外墙墙基，防止白蚁穿透外墙进入室内危害，此法在加拿大多伦多市已有使用。

安装纱门纱窗可阻挡蝇类接触食物。在餐厅、饭店等进门处的上方安装风幕或风道，并使风出口向外倾斜 30°，阻止害虫飞进室内。

3. 人工器械

利用各种捕鼠器械如鼠夹、鼠笼等，采用压、卡、关、夹、翻、灌、挖、黏和枪击等方法来消灭老鼠，对非靶标动物安全，且不污染环境。鼠笼上的诱饵要新鲜，应是鼠类爱吃的食物。特殊场所采用电子捕鼠器，要专人负责，确保使用安全。但要注意，器械要放在人或动物不易接触的地方，以防止误伤。利用器械的缺点：同种捕鼠器不能在同一地区连续使用，特别是对于家栖鼠类中的褐家鼠和黄胸鼠，由于它们具有很高的警觉性，常连续数天避开笼夹，一旦同种个体有一只被捕获后，其他个体在很长一段时间内不再上钩。

蜚蠊有群居的特性，可以用吸尘器吸杆头对准蜚蠊聚集的缝洞、隔层，将聚集其内的蜚蠊吸出来，然后杀死。

另外，常常使用诱蝇笼、灯、黏虫带（纸）等，诱杀害虫。

四、光和超声波在有害生物防治中的作用

许多害虫对光能产生一定的反应，有的有趋光性，有的则相反。可以利用蚊、蝇、蠓等害虫受不同光谱吸引的特点，研制不同光谱的诱虫灯。如波长 253.7 nm 的紫外灯较日光灯诱虫力强很多；黑光灯能发出一种人眼看不到的近紫外光，可以用来诱杀害虫，淡色库蚊对这种光有强烈的趋光性；有一种蓝光灭蚊蝇灯，以 365 nm 为主峰的低压汞放电灯管，灯管外有 3 800 V 高压击虫电网，并且装有安全保护网，不仅能诱杀淡色库蚊等蚊虫，诱杀家蝇等蚊虫的效果也很好。

有一种电子驱蚊器是利用超声波来驱赶蚊虫。它们能发出近似吸引雄蚊的声波，而这种声波却能驱走飞来吸血的雌蚊，或能发出近似蝙蝠叫声的声波，使飞来吸血的雌蚊被吓跑。此外，模拟雄蚊翼振声可诱开雄蚊，降低交配率，从而降低蚊虫密度。

第五节　环境防治

一、环境防治法

有害生物的种群数量取决于其生存的环境条件，包括栖息地、食物水源、活动通道等，这些都对有害生物的环境种群容纳量起决定性的作用。环境防治法是防治害虫的基本措施，利用物理、化学、生物的方法，杀虫效果都比较短暂，只有通过改造环境，消除害虫生长、繁殖依赖的条件，降低环境的种群容纳量，才能收到持久的效果。环境防治措施应结合“两管五改”（管水、管粪、改水井、改厕所、改厨房、改畜圈、改环境）等爱国卫生运动进行。环境防治方法最大特点是不污染环境，对

非靶标动物毫无损害，收效虽慢却很巩固。

二、环境防治法的主要内容

1. 环境防治是改善人类居住条件和生活习惯，防止或减少害虫的孳生繁殖，或减少人类与害虫的接触而避免其侵害。

2. 堵塞各种孔洞缝隙，有效控制鼠类、螨类、蚤类、蠓类、蝇类的数量。各种孔洞、下水道是鼠类进入室内的通道，采用堵塞孔洞、下水道口加装铁丝网等措施可阻止鼠类进入室内；安装纱门、纱窗可阻止飞行害虫进入室内；填平、堵塞室内孔洞缝隙，可减少蜚蠊入内。

3. 有机垃圾和粪便既是蝇类的食物也是其繁殖场所，垃圾日日清、密闭化储存和运输，可使蝇类既无食也无繁殖之地，从而减少其数量。

4. 清除积水，填平积水坑，疏通沟渠使之不能积水，能够大量减少蚊类、蠓类的数量。

5. 在居室内要保持清洁卫生，清除积尘，保持室内干燥，不乱丢食品残渣，物品摆放整齐有序，勤洗勤晒勤打扫被褥、地毯等，清除废旧食品包装箱盒，能大大减少蚂蚁和螨类的数量。

6. 保管好粮食和各类食物，使鼠无可盗食，可控制鼠类数量，同时减少对蝇类的诱惑。

三、利用人工方法消除有害生物的生存环境

在各处缝隙和角落中寻找蜚蠊及卵鞘，见到就随手消灭。特别在春天和晚秋时节，更替衣物和被褥时，有目的地翻箱倒柜搜查躲藏在橱柜中的蜚蠊。

在蜱、螨、蚤发生多的场所，穿长袖上衣和长裤，并扎紧袖口、裤脚管及领口，头戴防护帽，防止害虫乘虚而入；涂擦驱避剂于手、足等暴露部位（市售各种驱蚊剂、驱虫剂均有效），能保持 2～4 h 不受侵袭；裤脚管内口、口袋、床上置放樟脑精（块、粉），皆能驱避跳蚤。也可使用蚊帐、防蚊网、防蠓网，涂抹防蚊油。

贵重衣服不穿时，要养成随时入衣橱或挂衣架的习惯；衣橱和衣箱上面不要随意存放杂物、食品等，免得招虫入内；梅雨季节不要随意打开衣箱，以防衣服受潮而使害虫易生长和发育；衣箱和衣橱要每年检查，并经常保持干燥和清洁。一旦发现衣服上出现蛀孔，要立即在衣橱和衣

箱内寻找害虫和虫窝。能用水洗的衣服，尽可能水洗一次，经阳光曝晒后，用熨斗熨平，将隐藏在衣服缝隙内的虫卵彻底清除，不能用水清洗的，则可送洗衣店干洗或熏蒸。

尽量减少粮食储存期，使储粮害虫减少繁殖的机会。若粮食出现害虫多的现象，而粮食又尚未吃完，则应另找盛器存放，与后期购买的粮食分别储存。粉质粮食应放入无漏洞的食品袋或塑料袋扎口后，再放入桶、罐储存。如果一旦发现有虫，可用绢筛或铜筛筛选，然后再装入食品袋里。

书库、图书馆等单位的工作人员应保持整洁干净，进入库房要更衣换鞋。库内不得堆放杂物，并经常打扫、吸尘，做到无尘土、无杂物、无蜘蛛网等。不得存放食品等易招虫的物品。图书和装书工具入库前必须进行防虫处理。

第四章 药剂应用基础

第一节 杀虫药剂应用基础

杀虫药剂（杀虫剂）是病媒生物控制最主要的工具之一，也是病媒生物应急控制的最主要手段。杀虫剂由于具有杀虫谱广、杀虫速度快等特点，广泛应用在卫生杀虫领域。卫生杀虫剂是专门用于防治卫生害虫（蚊、蝇、蟑螂等）的一类农药。它直接作用于人类居住环境，有的品种（如蚊香）甚至长时间与人接触，是以人为保护对象的，因此对卫生杀虫剂的要求比对农业杀虫剂和其他杀虫剂更高，它必须对人、畜安全，低毒、纯度高、杂质少。随着化学农药的进步，杀虫剂也有了很大的发展，现简单介绍几种常见的用于卫生领域的杀虫剂。

一、拟除虫菊酯类杀虫剂

除虫菊是天然的菊科植物，在很久以前被人们发现有杀虫作用。天然除虫菊分为红花除虫菊和白花除虫菊两种，其中白花除虫菊含有杀虫活性物质。除虫菊中的杀虫成分，触杀作用非常大，有强大的击倒作用，但对哺乳动物毒性却很小，且在空气中和阳光下极不稳定，易分解失效，所以主要用于在室内防治卫生害虫。

关于除虫菊有效杀虫成分的研究大约开始于20世纪早期，拟除虫菊酯杀虫剂就是根据天然除虫菊素的化学结构人工合成的一类农药。1947年人工合成了第一个拟除虫菊酯——丙烯菊酯（Allethrin）。丙烯菊酯具有天然除虫菊素的杀虫活性，但对日光不稳定。直到1973年，第一个对日光稳定的合成拟除虫菊酯——二氯苯醚菊酯问世，拟除虫菊酯类杀虫剂的开发与应用才取得了突破性的进展，许多可农用的产品也相继合成。新合成的拟除虫菊酯类杀虫剂的杀虫活性比天然除虫菊酯更强，并且对日光稳定，逐渐发展成为一类重要的杀虫剂，广泛应用在农业、林业、卫生等方面。

拟除虫菊酯类杀虫剂是一类广谱性杀虫剂，对害虫具有很强的触杀活性，并兼有胃毒、杀卵、拒食和趋避作用，但是无内吸和熏蒸作用。杀虫效果好，对环境污染小，残效期也比较适中，因而广泛用于防治农业、林业及家庭中的害虫，目前已有几十个品种问世，在世界上100多个国家广泛应用，是卫生杀虫剂的主要支柱。

拟除虫菊酯类杀虫药剂多数为低毒品种，用量少，使用安全，个别品种毒性偏高，喷药时要注意安全防护，避免在高温和烈日下喷药。由于拟除虫菊酯类杀虫药剂单独使用时，害虫容易产生抗药性，所以拟除虫菊酯类药剂单剂在同一使用地点应根据当地抗药性资料确定年使用次数，并加强抗药性监测。

现对在卫生领域广泛使用的拟除虫菊酯类杀虫药剂简单加以介绍。

1. 溴氰菊酯（deltamethrin）

其他名称：敌杀死，凯素灵，天马，谷虫净，增效百虫灵。

性质：纯品为白色无味结晶粉末，常温下不溶于水，能溶于多种有机溶剂，在酸性介质中比较稳定，遇碱容易分解，对日光稳定。

毒性：大鼠急性经口 LD_{50} 为 135～5 000 mg/kg；大鼠急性经皮 LD_{50}＞2 000 mg/kg。

作用机制：以触杀和胃毒作用为主，有一定的驱避与拒食作用，击倒力强。

制剂：2.5％敌杀死乳油，2.5％凯素灵可湿性粉剂，2.5％凯安宝乳油，0.5％或1.5％敌杀死超低量喷雾剂。

防治对象和使用方法：防治家蝇、蚊子、蟑螂等，可将2.5％凯素灵可湿性粉剂，1∶100倍兑水制成悬浮液，在这些害虫活动、栖息的场所表面，以 20～50 mL/m^3 喷洒或涂刷。对床板、壁柜、衣、被等场所的跳蚤、虱子，可将 2.5%凯素灵可湿性粉剂稀释成 100～250 倍液喷雾或药浴，持效期可达 6 个月。

注意事项：使用时采取一般防护措施。杀虫剂应储存于低温干燥处，远离食品、饲料，避免儿童接触。

2. 胺菊酯（tetramethrin）

其他名称：诺比那命，四甲菊酯，酞菊酯，似菊酯，酞胺菊酯。

性质：白色或略带浅黄色固体，有类似除虫菊的气味。不溶于水，易溶于有机溶剂中，在中性和弱酸性条件下稳定，在碱性介质中容易发生水解，对光敏感。

毒性：大鼠急性经口 LD_{50}＞5 000 mg/kg；大鼠急性经皮 LD_{50}＞5 000 mg/kg。

作用机制：胺菊酯具有触杀作用。对蚊蝇等卫生害虫具有快速击倒作用，但致死性差，有复苏现象，需与其他杀虫力强的药剂混配使用。对蟑螂有驱赶作用，可将栖居在黑暗缝隙处的蟑螂赶跑出来。

制剂：胺菊酯的剂型很多，有油剂、乳剂、粉剂、可湿性粉剂、水溶剂、喷雾剂、杀虫胶、洗发剂、药皂、蚊香等，可适应公共卫生、厨房、庭院、家畜等各种场合扑灭蚊蝇、蟑螂等卫生害虫的需要。例如，天马（detrans 4280-Am）2.1%水基气雾剂浓缩液，拜高（baygon）1.24%气雾剂等。

防治对象和使用方法：胺菊酯为世界卫生组织推荐用于公共卫生的主要杀虫剂之一，可用于扑灭和驱避各种场合的公共卫生害虫如蚊、蝇、蟑螂、臭虫、跳蚤、虱、蠓虫、飞蛾、蜘蛛、香烟甲虫、谷象虫、蚜虫、蚊、黄蜂、蟋蟀等。单独使用时效果不明显，常与氯菊酯、高效氯氰菊酯复配成气雾杀虫剂、喷射剂或酊剂，适用于家庭、公共场所、仓储场所等的害虫防治。

注意事项：使用时采取一般防护措施。杀虫剂应储存于低温干燥处，远离食品、饲料，避免儿童接触。

3. 右旋胺菊酯（d-tetramethrin）

其他名称：强力诺毕那命。

性质：对热很稳定，在光照下逐渐分解。

毒性：大鼠急性经口 LD_{50}＞5 000 mg/kg；大鼠急性经皮 LD_{50}＞

5 000 mg/kg。

作用机制：对昆虫有非常强的击倒力，对蟑螂有较强的驱赶作用，但杀死力和残效性都较差，常与其他菊酯复配使用。

制剂：喷射剂，加压喷射剂，气雾剂。

防治对象和使用方法及注意事项同胺菊酯。

4. 丙烯菊酯（allethrin）

其他名称：毕那命，丙烯除虫菊，烯丙菊酯。

性质：纯品为淡黄色油状液体，不溶于水，能溶于多种有机溶剂，在中性和弱酸性条件下比较稳定，遇碱容易分解，对日光不稳定。

毒性：大鼠急性经口 LD_{50} 为 1 100 mg/kg；大鼠急性经皮 LD_{50} ＞2 500 mg/kg。

作用机制：有强烈触杀作用，击倒快。尤其对蟑螂效果好。

制剂：剂型较多，有气雾剂、油剂、粉剂、可湿性粉剂、乳油、油基或水基喷射剂。能与增效剂和其他杀虫剂混合，制成蚊香、电热蚊香片等。如 0.2%的丙烯菊酯气雾剂。

防治对象和使用方法：用蚊香或电热蚊香片可防治家蝇、蚊虫、蟑螂、臭虫、虱子等家庭害虫，也可与其他药剂混配，防治农场、畜舍和奶牛房中的飞翔和爬行昆虫，或寄生在猫、狗等体外的跳蚤和体虱。

注意事项：参见胺菊酯。

5. Es-生物烯丙菊酯（esbiothrin）

其他名称：K-4F 粉，益必添，S-生物丙烯菊酯。

性质：有轻微芳香气味的黄色黏稠液体，不溶于水，能溶于多种有机溶剂，在中性和弱酸性条件下比较稳定，遇强酸和碱容易分解，对紫外线敏感。需密闭储存在棕色玻璃瓶和不透明的塑料容器中。

毒性：大鼠急性经口 LD_{50} 为 440～730 mg/kg；大鼠急性经皮 LD_{50} ＞2 500 mg/kg。

作用机制：参见丙烯菊酯，但杀虫毒力比丙烯菊酯大，对蚊虫的击倒速度比胺菊酯快。

制剂：煤油喷射剂（0.05%），水基型喷射剂，气雾剂（0.1%～0.3%），乳油（40%），电热蚊香片等。

防治对象和使用方法：蚊香片和电热蚊香片可防治室内蚊蝇等飞行害虫。

注意事项：同胺菊酯。

6. 甲醚菊酯（methothrin）

其他名称：甲苄菊酯。

性质：纯品为淡黄色透明油状液体，几乎不溶于水，能溶于多种有机溶剂，遇碱容易分解。紫外线和热能也会加速其分解。

毒性：大鼠急性经口 LD_{50}为 4 040 mg/kg。

作用机制：对蚊蝇等有快速击倒作用，但杀虫活性较小，使用时需加增效剂。

制剂：20％甲醚菊酯乳油，0.2％煤油喷射剂，0.5％复方乙醇制剂。

防治对象和使用方法：甲醚菊酯是一种新型卫生用拟除虫菊酯杀虫药剂，对蚊、蝇、蟑螂等害虫防治效果好，也是加工蚊香用的原料，也是电热驱蚊片的主要原料。

注意事项：使用时采取一般防护措施，注意防止污染手、脸和皮肤，如有污染应立即清洗。杀虫剂应储存于低温干燥处，远离食品、饲料，避免儿童接触。

7. 苄呋菊酯（resmethrin）

其他名称：灭虫菊。

性质：几乎不溶于水，溶于煤油。光照下不稳定，暴露在空气中易分解，但比除虫菊素和丙烯菊酯稳定。

毒性：大鼠急性经口 LD_{50}＞2 500 mg/kg；大鼠急性经皮 LD_{50}＞3 000 mg/kg。

作用机制：苄呋菊酯是第一个杀虫活性高于天然除虫菊酯的合成拟除虫菊酯杀虫药剂。有强烈的触杀作用，非常高效，对家蝇的毒力比除虫菊素高 2.5 倍；对淡色库蚊的毒力比丙烯菊酯约高 3 倍；对德国小蠊的毒力比胺菊酯约高 6 倍。且对哺乳动物的毒性比除虫菊素低。

制剂：10％可湿性粉剂，气雾剂，加压喷射剂，超低容量喷雾剂等。

防治对象和使用方法：用于防治蚊、蝇、蜚蠊等卫生害虫和仓储害虫，加工成气雾剂等可提高击倒效果。市场上销售的还有右旋反式苄呋倒菊酯，对家蝇的生物活性比一般苄呋菊酯高约 3 倍。

8. 生物苄呋菊酯（bioresmethrin）

其他名称：右旋反式苄呋菊酯，右旋反式灭菊酯。

毒性：大鼠急性经口 LD_{50}为 8.6～8.8 g/kg；大鼠急性经皮 LD_{50}为

10 g/kg。

作用机制：杀虫非常高效，对哺乳动物又极低毒，稳定性也很好。

制剂：3%超低容量喷雾剂，0.02%喷射剂，0.3%和0.5%的油剂等。

防治对象和使用方法：用于防治蚊、蝇、蜚蠊等卫生害虫。参见苄呋菊酯。

9. 氯菊酯（permethrin）

其他名称：二氯苯醚菊酯，苄氯菊酯，除虫精，克死命。

性质：难溶于水，易溶于有机溶剂，在酸性介质中稳定，在碱性条件下易水解，耐光性强。

毒性：大鼠急性经口 LD_{50} 为 430～4 000 mg/kg；大鼠急性经皮 LD_{50} 为>4 000 mg/kg。

作用机制：有较强的触杀和胃毒作用，并有杀卵和驱避活性，对哺乳动物安全，适用于防治卫生昆虫和牲畜害虫。

制剂：10%、20%氯菊酯乳油，25%可湿性粉剂、气雾剂、喷射剂等。

防治对象和使用方法：用于防治病媒昆虫（蚊、蝇、蜚蠊等），羊毛和皮革的蛀蚀害虫，木材和家具的蛀虫。

注意事项：使用时采取一般防护措施。杀虫剂应储存于低温干燥处，远离食品、饲料，避免儿童接触。

10. 氯氰菊酯（cypermethrin）

其他名称：赛波凯，腈二氯苯醚菊酯，轰敌，奥斯它，韩乐宝，格达，赛灭灵。

性质：原药为黄棕色至深红褐色黏稠液体，在水中溶解度极低，能溶于酮类、醇类和芳烃类等多种有机溶剂。在中性和酸性条件下稳定，遇碱容易分解，热稳定性良好，常温储藏稳定期在2年以上。

毒性：大鼠急性经口 LD_{50} 为 250～4 150 mg/kg；大鼠急性经皮 LD_{50}>4 920 mg/kg。

作用机制：触杀和胃毒作用，作用迅速，持效期长，对某些害虫的卵有杀伤作用，对某些害虫还有拒食活性。

制剂：5%、10%、20%氯氰菊酯乳油，12.5%、20%氯氰菊酯可湿性粉剂，1%、1.5%氯氰菊酯超低容量喷雾剂。

防治对象：防治居室里的蜚蠊、蚊子、家蝇等病媒昆虫，均可获得良好的效果。

注意事项：作业时要戴手套，穿工作服和戴面罩，慎勿吸入药雾，防止药液沾染眼部或皮肤。如有沾染，需用大量水冲洗眼部和用肥皂水洗涤皮肤。杀虫剂应储存于低温干燥处，远离食品、饲料，避免儿童接触。

11. 顺式氯氰菊酯（α-cypermethrin）

其他名称：奋斗呐，快杀敌，虫毙王，奥灵。

毒性：大鼠急性经口 LD_{50} 为 79～400 mg/kg；大鼠急性经皮 LD_{50} ＞ 2 000 mg/kg。

制剂：5％、10％、20％乳油，5％可湿性粉剂，25％胶悬剂等。

其他性质同氯氰菊酯。

12. 高效氯氰菊酯（High Effective Cypermethrin）

其他名称：高灭灵，三敌粉，卫害净，无敌粉。

性质：纯品为白色或略带奶油色的结晶或粉末，熔点 60～65℃，难溶于水，易溶于有机溶剂，在中性和酸性条件下稳定，遇碱容易分解，在室温下比较稳定。

毒性：大鼠急性经口 LD_{50} 为 649 mg/kg；大鼠急性经皮 LD_{50} ＞ 1 830 mg/kg。

制剂：4.5％高效氯氰菊酯乳油，5％高效氯氰菊酯可湿性粉剂。

其他性质同氯氰菊酯。

13. 右旋炔丙菊酯（prallethrin）

其他名称：炔酮菊酯，丙炔菊酯，益多克，右旋丙炔菊酯，猎杀，威扑，拜高，榄菊，华力。

性质：原药为清亮淡黄至琥珀色黏稠液体。易溶于大多数有机溶剂，难溶于水（$2\sim3\times10^{-6}$，25℃）；原药在 60℃情况下在多种有机溶剂中储存稳定，在 40℃情况下在 pH 值为 4～5 的水基型气雾剂中经 9 个月储存仍稳定。光照下半衰期为 2～3 天（类似于 d-丙烯菊酯），在甲醇或乙醇中不稳定。

毒性：大鼠急性经口 LD_{50} 为 640 mg/kg；大鼠急性经皮 LD_{50} ＞ 5 000 mg/kg。

作用机制：具有强烈触杀作用，击倒和杀死性能是富右旋反式烯丙菊酯的 4 倍。

制剂：蚊香中本品含量为 0.05%，电热蚊香中本品含量为 10 mg/片，控制电加热器中心温度为 125～135℃；液体蚊香中本品含量为 0.66%，需配加适量稳定剂；缓释剂、气雾剂中本品含量为 0.05%～0.2%，配加适量致死剂、增效剂、乳化剂。

防治对象和使用方法：对蜚蠊有突出的驱赶作用。主要用于加工蚊香、电热蚊香、液体蚊香和喷雾剂，可防治家蝇、蚊虫、虱、蜚蠊等家庭害虫。

注意事项：避免与食品、饲料混置。杀虫剂应在避光、干燥、阴冷处保存。

14. 右旋烯炔菊酯（empenthrin）

其他名称：右旋炔戊菊酯，烯炔菊酯，百扑灵，K-10 浓缩苍蝇盘香原粉。

性质：几乎不溶于水，可溶于大多数有机溶剂，但在甲醇中不稳定。

毒性：大鼠急性经口 LD_{50}＞5 000 mg/kg；大鼠急性经皮 LD_{50}＞2 000 mg/kg。

防治对象和使用方法：可作为加热或不加热熏蒸剂用于家庭或禽舍中防治蚊蝇等害虫；以防蛀蛾带代替樟脑丸悬挂密闭空间或衣柜中，防治为害织物的谷蛾科和皮蠹科害虫。

15. 右旋苯醚菊酯（d-Phenothrin）

其他名称：速灭灵。

性质：淡黄色油状液体，不溶于水，溶于有机溶剂，热稳定性好。

毒性：大鼠急性经口 LD_{50}＞5 000 mg/kg；大鼠急性经皮 LD_{50}＞2 000 mg/kg。

作用机制：杀虫谱广，对害虫的致死力远比苯醚菊酯强。对家蝇的活性要比除虫菊素高 8.5～20 倍，但击倒作用差，故常与胺菊酯复配使用。适合用作气雾杀虫剂的复配药剂。

制剂：乳油，气雾剂，喷射剂。

防治对象和使用方法：同胺菊酯。

菊酯类杀虫药剂种类很多，可作为卫生杀虫药剂的也很多。除了上述种类之外，WHO（国际卫生组织）推荐可用于防治卫生害虫的药物名单中，菊酯类的杀虫药剂还有：氰戊菊酯（fenvalerate）、S-氰戊菊酯

（esfenvalerate）、醚菊酯（etofenprox）、联苯菊酯（bifenthrin）、天然除虫菊酯（pyrethrins）、除虫菊素（pyrethrinso）等。

二、有机磷杀虫药剂

有机磷酸酯类杀虫药剂简称有机磷杀虫药剂。有机磷杀虫药剂是在“二战”后广泛发展起来的一类杀虫药剂。在第二次世界大战期间，有机磷酸酯因作为战争毒气探索而受到重视，一些品种如八甲磷、对硫磷等被合成。“二战”结束后，由于这类杀虫药剂的突出特点，受到了世界各国的广泛重视，迅速发展成为世界性的杀虫药剂，新品种不断出现，产量不断增加。据统计，目前有机磷杀虫药剂已发展成为有机农药中品种最多、产量最大的一类，成为世界杀虫药剂的主导产品。

有机磷杀虫药剂品种繁多，性能也千差万别，但多数属高毒或中等毒类，少数为低毒类。大多数应用在农业、林业害虫的防治上。在卫生害虫的防治方面，早期也有一些品种在使用，如敌百虫、双硫磷、乐果等，随着拟除虫菊酯类杀虫药剂的出现和使用，有机磷杀虫药剂在卫生害虫的防治上使用越来越少，现介绍两种目前仍然在使用的品种。

1. 毒死蜱（chlorpyrifos）

其他名称：乐斯本，氯蜱硫磷，杀死虫蓝珠。

毒性：大鼠急性经口 LD_{50} 为 163 mg/kg；大鼠急性经皮 LD_{50} ＞ 2 000 mg/kg。

性质：性质比较稳定，有臭味，有一定的水溶性，可溶于大多数有机溶剂。

作用机制：广谱杀虫药剂，具有触杀和胃毒作用。

制剂：40.7%乐斯本乳油，14%杀死虫蓝珠颗粒剂，40%毒死蜱乳油。

防治对象和使用方法：可用于防治蚊、蝇等卫生害虫和家畜体外的寄生虫。蚊成虫一般用 100～200 mg/L 喷雾防治，幼虫用药量为 15～29 mg/L。蜚蠊用药量为 200 mg/L。

注意事项：对眼睛和皮肤有轻度刺激，作业时要戴手套，穿工作服和戴面罩，防止药液沾染眼部或皮肤。如有沾染，需用大量水冲洗眼部和用肥皂水洗涤皮肤。储存于低温干燥处，远离食品、饲料，避免儿童接触。

2. 敌敌畏

详细内容见熏蒸剂。

三、氨基甲酸酯类杀虫药剂

氨基甲酸酯类杀虫药剂是在“毒扁豆碱”的基础上发展起来的一类杀虫药剂。毒扁豆碱是一种医学上用来治疗青光眼的药物，用量过多会使人呼吸困难以致死亡。1925 年，科学家确定了从毒扁豆中分离出来的毒扁豆碱的分子式，毒扁豆碱也成为人类发现的第一个天然氨基甲酸酯类化合物。20 世纪 40 年代后，合成了一系列的氨基甲酸酯类化合物，成为杀虫药剂的主要类型之一。

氨基甲酸酯类杀虫药剂的大多数品种对人和高等动物毒性较低，很多品种对昆虫的毒力有很强的选择性。但在卫生害虫的防治上使用较少。现只介绍一种主要品种。

残杀威（propoxur）

其他名称：拜高，残杀畏。

性质：水中溶解度 0.2%（20℃），易溶于丙酮等极性有机溶剂。

毒性：大鼠急性经口 LD_{50} 为 95 mg/kg；大鼠急性经皮 LD_{50} 为 800～1 000 mg/kg。

作用机制：本品具有触杀、胃毒和熏蒸作用，对昆虫击倒力强，接近敌敌畏，残效期长。

制剂：各种不同有效成分含量的可湿性粉剂，粉剂、颗粒剂、熏蒸剂和饵剂。

防治对象和使用方法：残杀威是 WHO 推荐用于卫生害虫防治的氨基甲酸酯类杀虫药剂之一。国外广泛用于卫生害虫、仓储、家畜害虫的防治，国内将本品放入气雾剂中用于杀灭飞翔害虫及爬行害虫。近年来又与其他类杀虫药剂混配制成可湿性粉剂或喷射剂用于防治卫生害虫。本品为广谱杀虫药剂，对蚊、蝇、蜚蠊等卫生害虫有很好的防效。使用剂量为 2 g/m^2，滞留喷洒，用于室内灭蚊蝇，其残效期可达 2～4 个月，对蜚蠊有优良的击倒力和致死作用，其击倒力明显优于氯菊酯，用 1% 乳剂（1～2 g/m^2）灭蜚蠊，1 h 内可全部击倒并持效 2 个月以上。

注意事项：作业时要戴手套、穿工作服和戴面罩，慎勿吸入药雾，防止药液沾染眼部或皮肤。如有沾染，需用大量水冲洗眼部和用肥皂水洗涤皮肤。储存于低温干燥处，远离食品、饲料，避免儿童接触。

四、昆虫生长调节剂

昆虫生长调节剂是一类高效、低毒、具有一定选择性和特异作用，对环境相对安全的杀虫药剂，如昆虫激素、性引诱剂、化学不育剂等。这类药剂的作用不是直接毒杀害虫，而是引起昆虫生理上的某种特异性反应，使其不能正常生长发育而导致死亡，或再利用其他方法致死害虫。

除虫脲（diflubenzuron）

其他名称：敌灭灵，伏虫脲，灭幼脲一号，二福隆。

性质：难溶于水，易溶于有机溶剂，遇碱易分解，光照下较稳定，对热也比较稳定。

毒性：大鼠急性经口 LD_{50}＞4 640 mg/kg，兔急性经皮 LD_{50}＞2 000 mg/kg。

作用机制：主要是胃毒及触杀作用，抑制昆虫几丁质合成，使幼虫在蜕皮时不能形成新表皮，虫体成畸形而死亡。对人、畜安全，但对害虫杀死缓慢。

制剂：25%、5%除虫脲可湿性粉剂，20%除虫脲悬浮剂。

防治对象及使用方法：可防治蚊蝇类等卫生害虫的幼虫，蚊幼虫以25～40 g/m^2 喷洒，蝇幼虫以0.5～1 g/m^2喷洒，可用饵剂防治白蚁、蚂蚁幼虫以及仓库害虫和蜚蠊等。

注意事项：施药时应掌握在成虫产卵期或幼虫低龄期，要注意药量，力求均匀，不要漏喷。药液不能与碱性物质混合。使用除虫脲应遵守一般农药安全操作规程，避免眼睛和皮肤接触药液，避免吸入该药的尘雾和误食该药。

五、其他杀虫药剂

除上述常见的杀虫药剂之外，还有一些杀虫药剂没有具体的分类，但在农药的分类中也属于杀虫药剂，在卫生害虫的防治中也有应用。由于种类较少，这里不一一介绍，具体内容可参见各类农药手册。

第二节 杀鼠剂应用基础

鼠类是人类的大敌，据世界卫生组织的资料，全世界共有鼠类1 687种，其中大多数与人类疾病有关。每年被鼠类损耗的库存谷物，据统计全世界可达3 300万吨。中国现有鼠类180种，据统计，目前传播疾病的啮齿类动物有79种之多，涉及鼠疫、肾综合症出血热、钩端螺旋体病、鼠型斑疹伤寒等24种疾病。据卫生部门统计，中国每年因农药引起的中毒事故中，50%是由毒鼠强造成的。

杀鼠剂及其毒饵是当今各国控制鼠类中应用最为广泛的方法。但由于杀鼠剂本身对于人类和动物（包括家畜、家禽、野生动物等）同样具有程度不等的毒性，因此，保障人类、动物、环境不受到杀鼠剂及其毒饵的侵害，是鼠害治理过程中的重要问题，而且对于维护社会的安定、保护自然生态环境的安全均具有重大意义。

一、杀鼠剂的种类及特性

杀鼠剂可按其来源、化学成分、灭鼠作用机制等进行分类。和杀虫药剂主要按化学结构分类不同，杀鼠剂习惯按照作用速度分为急性和慢性两大类。

1. 急性（速效）杀鼠剂

急性杀鼠剂是指毒杀作用迅速，潜伏期短，仅1～2天，甚至几小时内，即可引起中毒死亡的药剂。急性杀鼠剂对鼠类毒杀作用快，大面积使用时，只需一次投药，鼠类取食一次后即可死亡，毒饵用量少。由于鼠类中毒速度快，害鼠易出现拒食而影响药效。此类药剂多数对人、畜毒性很大，使用不安全，有些已被国家明令禁用，如毒鼠强、氟乙酰胺等。目前，可用的急性杀鼠剂种类甚少。

2. 慢性（缓效）杀鼠剂

慢性杀鼠剂主要是指抗凝血杀鼠剂。抗凝血杀鼠剂毒性作用缓慢，潜伏期长，一般2～3天后才引起鼠类中毒。这类杀鼠剂必须让鼠类多次取食，积累中毒，才能发挥最大的药效。由于适口性比较好，鼠类可以多次反复取食，符合鼠类的取食行为，而且作用缓慢症状轻，不会引起鼠类的警觉拒食，灭鼠效果好。对人、畜毒性较小，也不易引起非靶标动物误食中毒，同时有良好的解毒剂，使用比较安全。

抗凝血杀鼠剂的发展经过两个阶段，20 世纪 50 年代初出现的杀鼠灵、敌鼠等，属于第一代抗凝血杀鼠剂，慢性毒力强，急性毒力低。70 年代以后出现的大隆、溴敌隆等，慢性和急性毒力相当，都比较强，多次投药和一次投药均可。

二、杀鼠剂的剂型与应用

杀鼠剂和一般杀虫药剂不同，主要通过鼠类的消化系统发挥作用，是胃肠道毒物，故一般以毒饵、毒粉、毒水、毒糊等形式使用。

1. 毒饵

毒饵由基饵、灭鼠剂和添加剂组成。毒饵主要是引诱害鼠来取食，所以凡是鼠类喜爱的食物都可作为基饵，如各种粮食、面粉、瓜果、蔬菜甚至鱼肉等。添加剂主要是用来改善毒饵的理化性质，增加毒饵的引诱力，提高人类对毒饵的警戒作用和安全感，如引诱剂、警戒色、防霉剂、催吐剂等。警戒色应使用蓝色、橘色等颜色醒目、易于识别又可引起警觉的食用色素。以无遮盖方式投放毒饵的地点，应采用公告或设立警示牌的形式告知当地群众，并说明其危险性。投放毒饵后防止未成年人以及家畜、家禽、宠物接触毒饵，直至毒饵清除。

2. 毒粉

鼠类有经常用舌舔爪、净身、净脸等习惯，可利用这些习性使鼠类将毒粉带入口中，达到灭鼠的效果。毒粉一般由杀鼠剂、填充料（滑石粉、硫酸钙粉等）组成，毒粉本身对鼠类没有引诱力，一定要撒在鼠类必经之处，使鼠体沾附才能生效。毒粉可能污染食物、水源和环境，所以应慎重选择使用地点。

3. 毒水

有些害鼠如褐家鼠、黄胸鼠等家栖鼠类有喝水的习性，缺水则不能生存。因此，在缺水的环境如粮仓、食品库房中，或在干旱的季节，水往往比食物对鼠类有更大的吸引力，将药剂配制成毒水，鼠类喝毒水后会中毒死亡。为了改善毒水的适口性，通常在毒水中加入适量的糖。不能随便倾倒毒水以免污染环境。

4. 毒糊

家鼠经常通过鼠洞出人，故可用毒糊塞于鼠洞进行防治。可将水溶性的杀鼠剂配制成毒水，加入适量的面粉，搅拌均匀制成毒糊；或将不溶于水的杀鼠剂拌入糊中亦可。将配好的毒糊涂于高粱秆、玉米秆等的一端，将有药的一段插入鼠洞，害鼠取食后会中毒死亡。

此外，还有蜡块毒饵等其他剂型，可根据具体情况选用。

三、杀鼠剂品种简介

早期使用的大多数杀鼠剂对高等动物毒性大，且无选择性，因此很容易产生人、畜中毒以及对非靶标动物的伤害，目前已很少使用。根据国家规定，凡未经批准的药物均不得用作杀鼠剂，中草药、祖传秘方等亦不例外。现在广泛使用的大多是抗凝血剂类杀鼠剂，现将主要品种及使用注意事项介绍如下。

1. 杀鼠灵

性质：不溶于水，易溶于有机溶剂；其钠盐可溶于水。

毒性：大白鼠急性 LD_{50} 为 3.0 mg/kg，对狗 LD_{50} 为 20～50 mg/kg，对猫 LD_{50} 为 5 mg/kg。猫、狗、猪对此药较敏感。对牛、羊、鸡、鸭毒性较低。此药适口性好，鼠一般不拒食。此药为慢性抗凝血剂，鼠服后 5～7 天死亡，有效期为 10～14 天。

作用机制：破坏鼠类细胞正常的凝血功能，降低血液的凝固能力，使毛细血管变脆，增强渗透性，使害鼠大量内出血而平静死亡。

制剂：2.5％灭鼠灵母粉，0.025％灭鼠灵毒饵。

使用方法：适合防治家栖鼠。主要用 0.005％～0.025％饵剂防治居住区、仓库、轮船、码头、家禽饲养场所的家栖鼠，低浓度连续多次投饵时灭鼠效果好。投饵后每隔 2 天检查补充鼠吃掉的毒饵，连续投放至鼠不再取食为止。还可用 0.5％～1.0％毒粉灭鼠。

注意事项：一定要注意安全，防误食。维生素 K1 为解毒剂。

2. 敌鼠钠

性质：黄色片状结晶，颜色较深，晶体不明显，稍溶于热水，易溶于乙醇等有机溶剂。

毒性：急性毒力远低于慢性，小白鼠急性 LD_{50} 为 78.5 mg/kg，如服药 4 次则为每次 0.81 mg/kg；对禽畜毒力低，很难误食中毒和二次中毒，但猫、狗对此较敏感。鼠服药后 4～7 天死亡。

作用机制：与杀鼠灵大同小异，但因纯度稍低，适口性略差。一般应连续投毒 5 天。有一定的杀虫作用。

制剂：80%敌鼠钠原粉，0.5%敌鼠钠母粉，0.025%敌鼠钠毒饵。

使用方法：常用毒饵浓度为 0.025%，用法与杀鼠灵相同。因价廉，过去用量超过其他抗凝血灭鼠剂。

注意事项：同杀鼠灵。

3. 大隆

其他名称：杀鼠隆，溴鼠隆。

性质：原药为白色结晶粉末，无臭无味，不溶于水，易溶于有机溶剂。

毒性：抗凝血灭鼠剂中毒性最强的一种，对所试的啮齿动物急性经口 LD_{50}＜1 mg/kg，多次慢性经口 LD_{50}：大白鼠慢性经口 0.35×5（mg/kg ×d），褐家鼠慢性经口 0.07×5（mg/kg ×d）。

作用机制：该药适口性强，鼠类不拒食，一般在投药 2～3 天后见效。能杀死多种鼠，具有急性和慢性两种杀鼠作用，以极低的用量一次就能达到杀鼠的目的。但对非靶标动物和二次中毒危险性都比较大。

制剂：0.005%大隆饵剂，0.005%大隆蜡块。

使用方法：一般使用浓度为 0.001%～0.005%的毒饵，1 次投毒或 1 周投毒 1 次，如果需要每隔 1 周补充毒饵，放置于鼠洞或其他老鼠经常出没的地方。仓库、住宅防治大鼠，投饵点应相距约 5 m，每点投毒饵 20～30 g，防治小鼠时，投饵点相距 2～5 m，每点投毒饵 10～20 g。大隆蜡块制剂适合南方和北方的潮湿地区。

注意事项：大隆为剧毒性农药，会引起二次中毒现象，使用时要特别注意。死鼠要烧掉或深埋。

4. 溴敌隆

其他名称：万乐通 1。

性质：纯品为白色结晶粉末，工业品原药呈黄色粉末，有效成分含量为 98%，不溶于水，溶于丙酮、乙醇。

制剂：有 0.5%液剂、0.5%母粉、0.05%母粉及 0.005%颗粒剂，也有制成蜡块状的，但其成本高。

作用机制：溴敌隆系第二代抗凝血杀鼠剂，属高毒杀鼠剂。适口性好，投药期可缩短，可一次投毒。对家栖鼠及野栖鼠均有较好的防治效果。特别是对第一代抗凝血剂产生抗药性的鼠，都有很好的防治效果。但要注意对鼢鼠效果不理想。本品潜伏期平均6～7天。作用缓慢，不易引起鼠类惊觉，具有容易全歼害鼠的特点，且具有急性毒性强的突出优点。

使用方法：常用毒饵浓度为0.005％，防治某些野栖鼠可提高浓度至0.01％～0.02％。使用时直接将母粉与饵料拌匀，母液可先用水按1∶20比例稀释，再浸拌饵料制成毒饵。

注意事项：溴敌隆在中国已有多数省区使用，靶谱广，灭鼠效果好，但在害鼠对第一代抗凝血杀鼠剂尚未产生抗性之前，不宜大面积推广，可作为后备杀鼠剂，一旦害鼠对第一代抗凝血杀鼠剂产生抗性时，再大面积推广该药，以更好地发挥其特点。

在毒饵配制、储藏、运输及使用过程要有专人负责，做好防护，注意安全。特效解毒剂为维生素K1。

5. 杀鼠迷

其他名称：立克命。

性质：纯品为无臭无味黄白色结晶，不溶于水，溶于丙酮和乙醇；其盐可溶于水。

毒性：第一代抗凝血杀鼠剂，大鼠急性经口LD_{50}为5～25 mg/kg，急性经皮LD_{50}为25～50mg/kg。对鱼毒性低，对猫、狗和鸟较少出现二次中毒。

作用机制：广谱抗凝血杀鼠剂，具有对鼠类适口性好的特点，安全、高效，是国家重点推荐的杀鼠剂品种之一。

制剂：3.75％、7.5％杀鼠迷母粉，3.75％杀鼠迷水剂，0.75％立克命追踪粉。

使用方法：适用于防治褐家鼠、小家鼠等室内家鼠和黄鼠、沙鼠等野栖鼠类。0.0375％毒饵可直接投放。0.75％粉剂可与19倍的饵料配成毒饵使用。投药15天内，可保持良好杀鼠效果。如果需要，隔10～15天再投药1次。尤其适用于南方阴雨潮湿地带使用。

注意事项：药剂及制作的毒饵要严加保管，避免人、畜接触或误食。毒饵现配现用，多余的要就地深埋处理。本品有毒，谨防误食。如发现中毒者请立即送往医院对症治疗，维生素K1是其特效解毒剂。

杀鼠剂的种类还有很多，具体内容可参见各类农药手册。其中，维生素D3是唯一得到世界卫生组织认可的安全杀鼠剂，可用于绿色食品生产基地的害鼠治理，有其特殊的使用价值，可能在国内获准上市。

第三节　熏蒸剂应用基础

在适当温度下，利用有毒的气体、液体或固体所挥发出来的气体毒杀有害生物，称为熏蒸。用于熏蒸的药剂叫熏蒸剂。熏蒸剂是以气体分子起作用的，所以必须在密闭的条件下进行。熏蒸剂主要用在粮食、口岸检疫消毒等场所进行。

一、熏蒸剂应用基本原理

熏蒸剂是利用气体毒杀害虫的，所以熏蒸剂必须是气体，或易于气化以及迅速分解放出气体的液体或固体。另外，熏蒸剂充分发挥药效，必须在适当的温度和相对密闭的条件下，使有毒气体在短时间内达到使有害生物致死的浓度。这些有毒气体可以通过昆虫表皮或气门进入气管，由于昆虫气管的组织结构和理化性质与表皮基本相同，因此，凡能进入表皮的药剂均可通过气管而渗透到血液，使昆虫中毒死亡。鼠类从呼吸道吸入足量有毒气体亦将死亡。

二、熏蒸剂的主要类别

一般熏蒸剂在常温下有三种形态：气态熏蒸剂，常温下是气体，如溴甲烷，本身在常温下就是气体，但可以压缩成液体，或储存于耐压的容器中，使用时打开容器放出气体进行熏蒸；液体熏蒸剂，如氯化苦、二硫化碳等，它们一般分装于密闭容器中，使用时喷洒使其挥发成气态进行熏蒸；固体熏蒸剂，如萘、对二氯苯等，可直接撒在被熏蒸的场所发挥熏杀作用；也有一些固体熏蒸剂不是直接挥发，而是缓慢吸收水分放出有毒气体，如磷化铝。

常见的熏蒸剂如下：

1. 敌敌畏（Dichlorvos）

性质：纯品为无色液体，略带芳香气味，在水溶液中缓慢分解，遇碱分解加快，对热稳定。

毒性：中毒杀虫药剂，对雌、雄大鼠急性经口 LD_{50} 分别为 56 mg/kg 和 80 mg/kg，急性经皮 LD_{50} 分别为 75 mg/kg 和 107 mg/kg。

作用机制：敌敌畏为广谱性杀虫、杀螨剂。具有触杀、胃毒和熏蒸作用。对害虫击倒力强而快。防治蚊、蝇、臭虫和体虱等家庭卫生害虫有特效。敌敌畏的蒸汽压较高，对害虫有极强的击倒力。

制剂：80％、50％乳油，22％烟剂，20％敌敌畏塑料块缓释剂。

防治对象及方法：用在居所、办公室、畜舍、食堂、地下排水道等场所，防治蚊、蝇、蜚蠊卫生害虫，效果很好。40～60 m^2 的食堂，将 1～2 块该剂悬挂于洗碗台、洗碗池下等地，可有效防治蜚蠊。在相对密闭的环境里，可直接悬挂塑料块缓释剂，或将布条浸入 80％敌敌畏乳油中，拿出后悬挂于绳索上，可有效防治各种卫生害虫和粮仓害虫。

注意事项：敌敌畏用于防治居室卫生害虫时，必须注意人员，尤其是儿童的安全。该药剂在有些国家或地区已不推荐在室内应用。

2. 氯化苦（Chloropicrin）

性质：纯品为无色或微黄色透明液体，在空气中逐渐挥发成气体，化学性质稳定，有刺激性的气味，在极低浓度下，人眼黏膜也容易感到强刺激而导致流泪，故有警戒作用。

毒性：大鼠急性经口 LD_{50} 为 126 mg/kg。

防治对象：氯化苦主要用于杀虫、杀菌、灭鼠，可作粮仓熏蒸。

3. 磷化铝

性质：磷化铝制剂是由赤磷与铝粉在高温下合成。磷化铝原粉是一种浅灰绿色粉末，暴露在空气中能吸收空气中的水蒸气，或与水反应，分解产生磷化氢气体，其化学反应式如下：

$$AlP+3H_2O \rightarrow Al(OH)_3+PH_3\uparrow$$

水解产生的磷化氢气体是杀虫的主要成分。

毒性：磷化铝在胃中会分解为磷化氢，毒性极高，使用时要注意安全。

防治对象：用于小型仓库熏蒸以及熏蒸有害生物栖息的洞。

4. 硫酰氟

性质：硫酰氟纯品无色，无味，不纯产品微带硫磺气味。遇热稳定，

40℃以上分解。硫酰氟液态的自然蒸汽压很大，从钢瓶中释放出来，弥漫扩散穿透能力比溴甲烷大。

毒性：硫酰氟是一种惊厥剂，经中国医科院卫生研究所急性和亚急性吸入毒性的研究结果表明，硫酰氟对小白鼠 LC_{50} 为 800 mL/m³，相当于 3.36 g/m³。硫酰氟对家兔致死浓度为 3 250 mL/m³。亚急性试验时，大白鼠在 55.6 mL/m³ 下染毒，大白鼠实质性脏器没有明显损害。

防治对象：硫酰氟熏蒸对赤拟谷盗、黑皮蠹、烟草甲、谷象、麦蛾、天牛、黏虫、粉蠹等数十种害虫有良好的防治效果。

注意事项：有害生物防制员应注意防护，防止出现泄漏紧急事态，抢救或撤离时，需佩戴自给氧气式呼吸器。眼睛需戴化学安全防护眼镜。身体防护穿胶布防毒服。手需戴防化学品手套。工作现场严禁吸烟。

5. 溴甲烷

其他名称：溴代甲烷、甲基溴。

性质：溴甲烷在常温下为无色气体，少量时无味，浓度较高时微带香甜如乙醚或氯仿气味。一般都压缩成液体，装在钢瓶中。液体溴甲烷的纯度在 99.5%时为无色，纯度低于 99%时略带微黄色。液体溴甲烷的相对密度在 0℃时为 1.732，气体相对密度为 3.27，沸点 4.5℃。易溶于酒精、乙醚、氯仿、二硫化碳、苯等有机溶剂和油类、脂肪、橡胶、树脂等物质。

毒性：溴甲烷是强烈的神经毒物，吸入、摄入或经皮肤吸收均会引起中毒，短时期内接触较大量的溴甲烷会引起神经系统、呼吸系统损害等全身性疾病，目前无特效解毒剂。中毒症状短的可在 4～6 h 内发生，长的要 2～3 天后才能发生，慢性中毒需数周或数月才能发生。

防治对象：多用于仓库害虫的熏蒸处理。

注意事项：由于溴甲烷对大气平流层中的臭氧层有破坏作用而影响到地球的人类生存环境，该药剂现已被联合国环境署列为大气臭氧层枯竭物质而限制和取消使用。一般溴甲烷限制使用在检疫领域的紧急农产品熏蒸处理。

三、熏蒸剂的使用条件

熏蒸剂由于使用时和其他药剂不同，所以要求有一定的使用条件。在使用熏蒸剂防治卫生害虫时，要考虑以下条件：

1. 药剂本身的理化性质

药剂本身的挥发性直接影响熏蒸效果，熏蒸剂的挥发性一般以蒸汽压来表示，在一定的气温下，蒸汽压越高，挥发性越强。另外，熏蒸剂本身相对分子质量的大小与气体的扩散、渗透有密切的关系，相对分子质量越小，气体扩散和渗透的能力越强。而渗透性与熏蒸剂的沸点有关，沸点越低，渗透性越好。

2. 熏蒸物体的性质

任何物体表面都有吸附气体的能力，因此，使用熏蒸剂熏蒸时，蒸汽必须先把被熏蒸的物体及仓库的墙壁吸附饱和后，才能扩散到空气中，到达一定的浓度。固体表面吸附气体的能力与固体本身的性质有关，表面积越大，吸附量也越大，面粉是食物中吸附能力最差的物质。另外，固体对气体的吸附力与熏蒸剂的沸点也有关系，沸点越高，吸附力越强。

3. 昆虫种类及发育阶段

不同种类的昆虫，因为生理和本身结构的不同，对熏蒸剂的敏感度不同，同一昆虫不同的发育阶段，差异更为明显。这可能与昆虫的呼吸有关系，特别是发育阶段的差异。一般来说，成虫呼吸率最强，其次是幼虫和蛹，卵的呼吸率最弱。呼吸率越强，吸入的气体越多，就越容易死亡。因此，施药时选择合适的虫态，才能达到理想的防治效果。

4. 温湿度及气压

温度升高，药剂挥发性增加，气压增大，被熏蒸物体的吸附力减弱，空气中药剂的浓度就会增大；温度升高，昆虫活动性增强，呼吸率增加，使之容易中毒。一般情况下，当温度高于10℃时，如果再提高温度可大大提高熏蒸效果。在10℃左右害虫极不活跃，呼吸率降低，对熏蒸药剂的抵抗力增强，熏蒸效果很差。但有时当温度低于10℃时效果反而会增加，因为低温对昆虫本身不利，低温使昆虫表皮对气体的吸附能力增强，因此，气体熏蒸剂在低温时也可表现较好效果。湿度对熏蒸剂熏蒸效果的影响不大。

为了提高熏蒸效果，常采用熏蒸剂混用的方法。混合使用可以达到减少燃烧、爆炸的危险的效果，也可降低对人的毒性。如各种熏蒸剂都可以混合CO_2，这样不仅减少药剂燃烧的可能性，而且CO_2还可以刺激害虫，使呼吸加快而容易中毒。有些药剂有“警戒性”，所谓警戒性是指药剂本身具有一种容易觉察的刺激气味，在极低浓度时就有使人难以忍受的刺激作用，在使用时混入这样的药剂，可以大大增加对人的安全性。如氯化苦有高度催泪性。但是，在任何情况下，有害生物防制员都要记住熏蒸剂是有很大的毒性的，熏蒸时必须注意个人和公共的安全，严格按照操作规程，确保人身的安全。

第四节　其他药剂应用基础

除了上述介绍的基本种类的药剂之外，还有一些防治其他有害生物的药剂，现简单介绍如下。

一、杀螨剂应用基础

杀螨剂是指用于防治有害螨类的化学药剂。前面介绍的杀虫药剂中，如有机磷、氨基甲酸酯、拟除虫菊酯类杀虫药剂等，有些种类也具有杀螨的活性。这里主要介绍用于杀螨的药剂。

螨属于蛛形纲，蜱螨目，个体较小，大多密集群居于植物叶片背面，在一个群体中可以生存所有生长阶段的螨，包括卵、若螨和成螨。螨类繁殖迅速，越冬场所变化很大，所以螨类防治较难。

对螨类的防治，最有效的时期是螨类的活动期，杀螨剂不但要杀死成螨，对螨卵、若螨也应具有良好的防治效果。另外，杀螨剂应有较长的持效期，施用一次，即可以防治整个生长期的螨；杀螨剂化学性质应稳定，可以与其他药剂混用，以达到兼治其他病虫的目的。

1. 哒螨酮（Pyridaben）

其他名称：速螨酮，哒螨灵，扫螨净。

性质：纯品为无色结晶，微溶于水，溶于大多数有机溶剂，对光不稳定。

毒性：中毒杀螨剂品种。雄大鼠急性经口 LD_{50} 为 435 mg/kg，雌大鼠为 358 mg/kg。大鼠和兔急性经皮 LD_{50}＞2 000 mg/kg。

作用机制：哒螨酮是杀虫、杀螨剂，无内吸性，具有触杀和胃毒作用，持效期长达 30～60 天，对螨的不同发育阶段均有效。

防治对象及方法：推荐使用浓度为 50～200 mg/kg，可有效防治粉螨、粉虱、蚜虫、叶蝉和缨翅目害虫；推荐使用浓度为50～100 mg/kg，可有效防治全爪螨、叶蝉、小爪螨、始叶螨和瘿螨等。

制剂：15%、20%哒螨酮可湿性粉剂。

注意事项：不能与碱性物质混合使用。对光不稳定，需在避光、阴凉处保存。

2. 尼索朗（Hexythiazox）

其他名称：噻螨酮。

制剂：5%乳油，5%可湿性粉剂。

防治对象及方法：低毒杀螨剂，具有强烈的触杀作用，对幼螨、若螨、螨卵有特效。对多种植物的害螨具有强烈的杀卵、杀若螨的特点，对成螨无效。在高温或低温下使用效果无显著差异，可与波尔多液、石硫合剂等多种农药混用。常用5%乳油或可湿性粉剂稀释成1 500～2 000倍液喷雾。

注意事项：本品对成螨没有杀伤作用，因此要掌握好施药时期，比其他杀螨剂要提早一些使用，对接触到药剂的雌成虫所产的卵具有抑制孵化的作用。药效可保持50天左右，药效发挥较迟缓。在常用浓度下使用，对作物、天敌、蜜蜂及捕食螨影响较小，因此药没有内吸性，喷药一定要均匀。

二、驱避剂和引诱剂应用基础

1. 驱避剂

驱避剂是指施用后可依靠其物理、化学作用（如颜色、气味等），使害虫忌避或发生转移、潜逃现象，从而达到保护寄主或特殊场所目的的药剂。如有些物质的气味对某些动物有驱避作用，这些物质就可用作驱避剂。

人们早已发现许多天然香料有驱虫作用，如薰衣草放在衣橱中可使衣物免受虫咬，桑柑的驱虫效果也很好，香茅、肉桂和丁香也有出色的驱虫本领。卫生用驱避剂多涂于被保护对象的表皮上，对人、畜无毒，对皮肤无刺激性，无难闻气味，不污染衣服，不腐蚀物品。涂于皮肤上后，驱避剂的作用一般只有几小时。驱避剂与树脂类物质混合，浸于织物上可延长驱避时间。

DETA是二亚乙基三胺英文名称缩写。化学合成的DETA是一种有效且使用安全的广谱性驱避剂，特别在驱蚊化妆品中用得较普遍。

2. 引诱剂

引诱剂是指使用后依靠其物理、化学作用（如光、颜色、气味、微波信号等），将害虫诱集而利于歼灭的药剂。引诱剂挥发性好，可吸引远距离昆虫，活性很高。引诱剂无杀虫作用，需与杀虫药剂结合应用，才能起到治虫效果，还可减少杀虫药剂用量。

三、消毒剂应用基础

1. 有关消毒的几个概念

（1）消毒与灭菌

消毒是杀灭或清除传播媒介上病原微生物，使之达到无害化的程度。如果将传播媒介上的所有微生物全部杀灭或清除，则称为灭菌。灭菌是最彻底的消毒。

（2）杀菌与抑菌

经灭菌（或消毒）处理，使微生物死亡，称为杀菌。部分微生物经新洁尔灭或洗必泰等低效消毒剂消毒后，只能杀灭细菌繁殖体，而芽孢和某些病毒仅受到抑制作用失去繁殖能力，经过一段时间和适当条件又可恢复繁殖能力。所以，消毒仅使微生物暂时停止繁殖，停止消毒则微生物就可能重新繁殖的称为抑菌。

（3）消毒剂与灭菌剂

消毒剂是指用于消毒的药物，但不能杀灭所有的微生物。而灭菌剂是指用于灭菌的药物，它必须具备歼灭一切类型微生物的能力。灭菌剂有时可作消毒剂使用，而消毒剂不能作灭菌剂使用。

（4）预防性消毒

在未发现传染源的情况下，对有可能被病原微生物污染的场所、物品进行消毒。如家庭、医院、餐饮具、饮水工具及交通工具。

（5）疫源地消毒

对存在或曾经存在传染源的场所，如传染病病房、患户，以及被传染病患者分泌物、排泄物污染的场所进行消毒。

（6）随时消毒

随时消毒指及时杀灭或消除由传染源排出的病原微生物。

（7）终末消毒

终末消毒指传染源转移、病愈或死亡后，对其居留的场所进行一次最后的彻底消毒。

(8) 杀灭率

在微生物杀灭试验中，用百分率表示微生物数量减少的值称为杀灭率。

(9) 高效、中效、低效消毒剂

高效消毒剂可杀灭一切微生物。中效消毒剂可杀灭细菌繁殖体、结核杆菌、病毒，不能杀灭芽孢。低效消毒剂可杀灭细菌繁殖体、真菌，不能杀灭芽孢和病毒。

2. 消毒方法

(1) 物理消毒法

物理消毒法按其在消毒中的作用，可分为五类：

1) 具有良好灭菌作用的物理消毒法，如热力、电离辐射、微波、红外线和激光等。热力、电离辐射与微波消毒效果较好，应用广泛。

2) 具有一定消毒作用的物理消毒法，如紫外线与超声波消毒法等。利用这些方法，一般可杀灭大量微生物，但难以达到彻底灭菌的要求。

3) 具有自然净化作用的物理消毒法，如冷却、冷冻、干燥等。物理消毒法杀灭微生物能力有限，多在自然净化中发挥作用。

4) 具有除菌作用的物理消毒法，如机械消除、通风与过滤除菌等。机械消除消毒法有一定的除菌作用，常用的有冲洗、擦抹、刷除等。为加强除菌效果，常在清除操作中使用表面活性剂。通风是对空气中微生物进行稀释、消除。自然通风是一种最为简便、经济的空气消毒方法，1～2 h时可达到无害化。

5) 具有辅助作用的物理消毒法，如真空、加压等，虽然其本身不能杀灭微生物，但可为清除或抑制微生物创造有利条件。例如，真空可去除容器中的氧气，抑制微生物的生长繁殖；真空可提高水蒸气的湿度，增强其杀菌作用。

(2) 化学消毒法

利用化学药物杀灭病原微生物的方法称为化学消毒法。用于消毒的化学药物称为化学消毒剂。化学消毒法使用时简单灵活，处理面积大，目前有其不可替代的优越性。

化学消毒剂从状态上可分为液体消毒剂、固体消毒剂和气体消毒剂三大类，从杀菌作用可分为三种：

1）高效消毒剂是指能杀灭各种细菌、真菌及病毒，包括细菌芽孢的消毒剂，也称灭菌剂。常用的高效消毒剂有过氧化物类（过氧乙酸、过氧化氢、臭氧等）、醛类（甲醛、戊二醛）、环氧乙烷、含氯消毒剂（有机氯类、无机氯类）等。

2）中效消毒剂是指能杀灭细菌繁殖体、真菌和病毒，但不能杀灭细菌芽孢的消毒剂，如乙醇、酚类等。

3）低效消毒剂是指只能杀灭部分细菌繁殖体、真菌和病毒，不能杀灭结核杆菌、细菌芽孢和抗力较强的真菌和病毒的消毒剂，如新洁尔灭、洗必泰等。

（3）生物消毒法

利用某种生物来杀灭或清除病原微生物的方法称为生物消毒法。如粪便和垃圾的发酵，是利用嗜热细菌繁殖产生的热量杀灭病原微生物。此外，在砂滤时，可依靠生物在新陈代谢过程中的生物膜将水中微生物滤除。此类方法过程缓慢，效果不完全可靠，对细菌芽孢一般无杀灭作用。

3. 影响消毒效果的因素

消毒（灭菌）时，除了应注意消毒方法本身的性质和特点外，还要注意使用方法和外界因素对消毒效果的影响。不论使用哪种消毒方法，其消毒效果都会受多方面因素的影响，对这些因素的掌握和加以利用，能提高其消毒效果。

影响消毒效果的因素主要有以下几个方面：

1）消毒剂量。消毒剂量是杀灭微生物的基本条件，它包括消毒强度和时间两方面。消毒强度在热力消毒时是指温度高低，在化学消毒时是指药物浓度，在紫外线消毒时是指紫外线照射强度。一般来说，增加消毒处理强度能相应提高消毒（杀菌）的速度；而减少消毒作用时间会使消毒效果降低。

2）微生物污染的种类和数量。微生物的种类不同，对其消毒的效果自然不同，微生物数量的多少也会影响消毒效果，所以在消毒前要考虑到微生物污染的种类和数量。

3）温度的影响。除热力消毒完全依靠温度作用来杀灭微生物外，其他各种消毒方法也都受温度变化的影响。无论物理消毒还是化学消毒，温度越高效果越好。

4）湿度的影响。消毒环境的相对湿度对气体消毒和熏蒸消毒的影响十分明显，湿度过高或过低都会影响消毒效果，甚至导致消毒失败。室内空气甲醛熏蒸消毒的相对湿度应为80%～90%，小型环氧乙烷消毒处理的相对湿度以40%～60%为宜，大型消毒（>0.15 m^3）为50%～80%。另外，紫外线在相对湿度为60%以下时，杀菌力较强。

5）酸碱度（pH值）的影响。酸碱度的变化可直接影响某些消毒方法的效果。pH值既可对消毒剂本身产生影响，又可对微生物产生影响。如戊二醛在pH值由3升到8的过程中，杀菌作用逐步增强；而次氯酸盐溶液在pH值由3升到8的过程中时，杀菌作用却逐渐下降；洗必泰、季铵盐类化合物在碱性环境中杀菌作用较大。

6）有机物质的影响。消毒环境中的有机物质往往能抑制或减弱消毒因子的杀菌作用，特别是化学消毒剂的杀菌作用易受影响。各种消毒剂受有机物的影响不尽相同，如在有机物存在时，含氯消毒剂的杀菌作用显著下降；季铵盐类、双胍类和过氧化合物类的消毒作用受有机物的影响也很明显；但环氧乙烷、戊二醛等消毒剂受有机物的影响比较小。如果有机物存在，消毒剂量则应加大。

7）拮抗物质的影响。拮抗物质对化学消毒剂会产生中和与干扰作用。如季铵盐类消毒剂的作用会被肥皂或阴离子的洗涤剂所中和；酸性或碱性的消毒剂会被碱性或酸性的物质所中和，减弱其消毒作用。

8）穿透作用的影响。物品被消毒时，杀菌因子必须直接作用到微生物本身才能起杀菌作用。不同消毒因子穿透力不同，如干热消毒比湿热消毒穿透力差，甲醛蒸汽消毒比环氧乙烷消毒穿透力差，紫外线消毒只能作用于物体表面和浅层液体中的微生物。

第五章

施药及卫生杀虫器械基础

第一节　施药器械基本知识

施药器械指将农药喷施于植物、土壤或靶标生物上，防治绿地、园林病、虫、草害以及卫生害虫所使用的一类器械。由于农药剂型、植物种类、病虫防治的要求不同，以及卫生害虫的种类习性不同等，要求的施药器械的种类、机型很多。按照动力，可分为手动喷雾器械、机动喷雾器械、车载喷雾器械等。

一、施药器械基本原理

施药器械是利用雾化原理，将液体分散到气体中形成雾状分散体系的过程。雾化原理的实质是被分散液体在喷雾机具（施药器械）提供的外力作用下克服自身的表面张力，实现其表面积的大幅度增加。雾化是农药科学使用最为普遍的一种操作过程，通过雾化可以把药剂喷洒在靶标生物上达到很高的分散度，从而保证药效的发挥。

二、施药器械常见类型

1. 手动喷雾器械

手动喷雾器械是利用手动方式产生的压力，迫使药液通过喷头喷出，与外界静止的空气相撞击而分散成为雾滴的喷雾器械。手动喷雾器械是我国农村最常用的喷雾器械，具有结构简单、使用操作方便、价格低廉、适应性广等特点。目前，我国手动喷雾器械主要有背负式喷雾器（如工农—16 型）、压缩式喷雾器（如 552—丙型）、单管喷雾器（如 WD0.55 型）和踏板式喷雾器（如丰收—3 型）。以下介绍几种手动喷雾器械。

(1) 背负式喷雾器

此类喷雾器操作简单，容易掌握，有害生物防制员只需背在肩上，边走边压动压杆，当压力达到一定程度时，打开喷头开关，即可进行喷雾作业。背负式喷雾器是我国生产时间最长、使用最广泛、销售量最大的一类手动喷雾器。主要型号有：工农—16 型、白云—16 型、长江—10 型以及近几年开发的 3WA—16 型、NS—15 型等，每一种型号中的数字代表其药液箱的额定容量。

背负式喷雾器主要由药液箱（桶）、液压泵、空气室及喷射部件等组成。其工作的原理是通过液泵的往返运动，给药液加压，再通过喷头进行雾化，从而完成操作作业。

1）工农—16 型背负式喷雾器。此类喷雾器是 20 世纪 60 年代初期定型生产的老产品，最初药液箱由薄铁皮制成，后来改为由聚乙烯塑料吹塑而成。工农—16 型背负式喷雾器（见图 5—1）主要由药液箱、活塞式液泵、空气室、喷射部件组成。药液箱容量为 16 升。形状似腰子，液

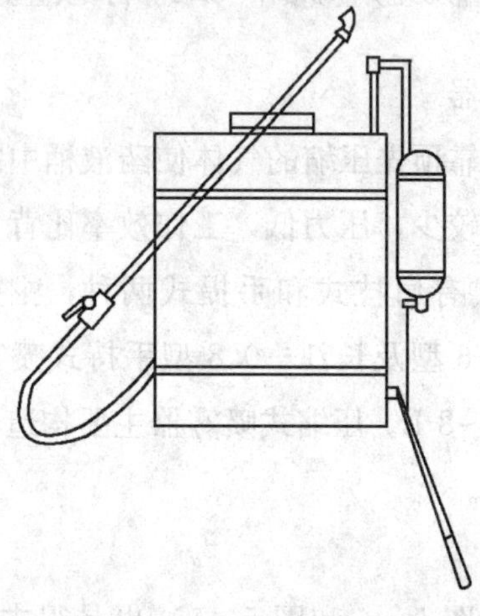

图 5—1　工农—16 型背负式喷雾器

泵为皮碗式活塞泵，空气室通常置于药液箱外侧或置于药液箱左后侧，喷射部件比较简单，只有一种径向进液式喷头。

2）3WA—16 型和卫士背负式喷雾器。此两类的喷雾器是 20 世纪 90 年代后研制开发的新产品，把活塞泵与气室合二为一置于药液箱内部，改变了工农—16 型喷雾器外置空气室的设计，避免了输液箱路多引起的药液滴漏的问题。如图 5—2 所示为卫士背负式喷雾器的示意图，共可配备几种不同喷杆。

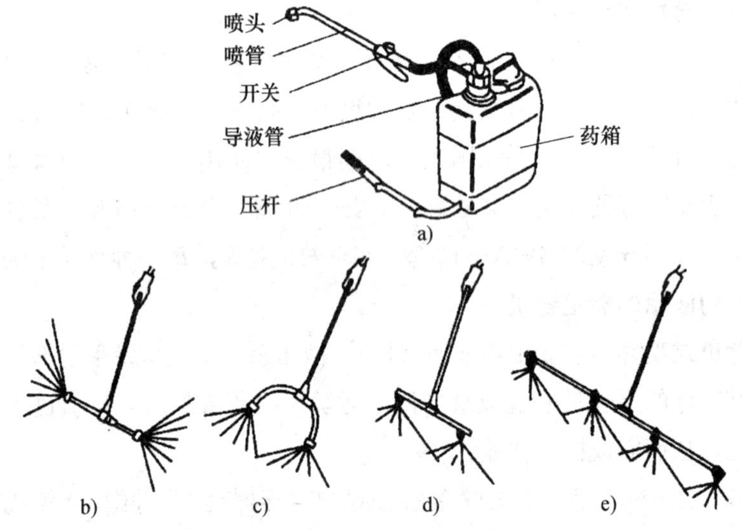

图 5—2　卫士背负式喷雾器

a）喷雾器总体结构　b）T 形侧喷杆　c）U 形双喷头喷杆

d）T 形双喷头直喷喷杆　e）T 形四喷头直喷喷杆

（2）压缩式喷雾器

此类喷雾器是指靠预先压缩的气体使药液桶中的液体具有压力的液力喷雾器。由于储气较少，压力低，工作效率比背负式喷雾器低。压缩式喷雾器按携带方式有肩挂式和手提式两种，主要型号有 552—丙型（见图 5—3）、三圈—6 型及长江—0.8 型手持式喷雾器，一般农用压缩式喷雾器的容量为 6～8 L。压缩式喷雾器主要构造包括气筒、储液桶和喷射部件三部分组成。

（3）单管喷雾器

单管喷雾器（见图 5—4 和图 5—5）也是很古老的手动喷雾器械，器械本身不带药液箱，只有手动泵和喷射部件，结构简单而紧凑，由于

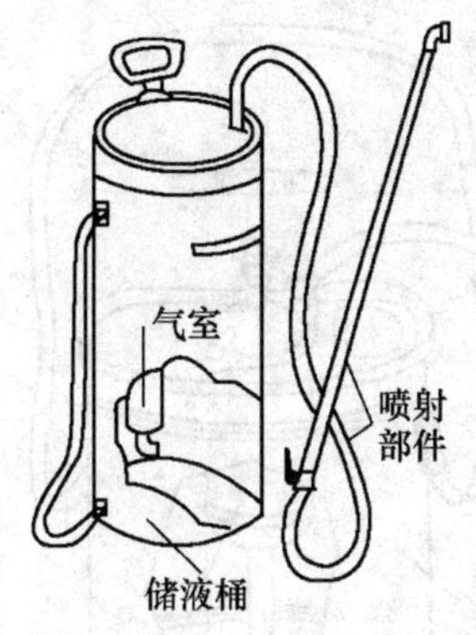

图 5—3　552—丙型压缩式喷雾器

产生的压力比较大，使用效果比较好，并能用于喷洒较高的果树树木。因没有药液箱，作业时需将泵插入盛放药液的容器内。

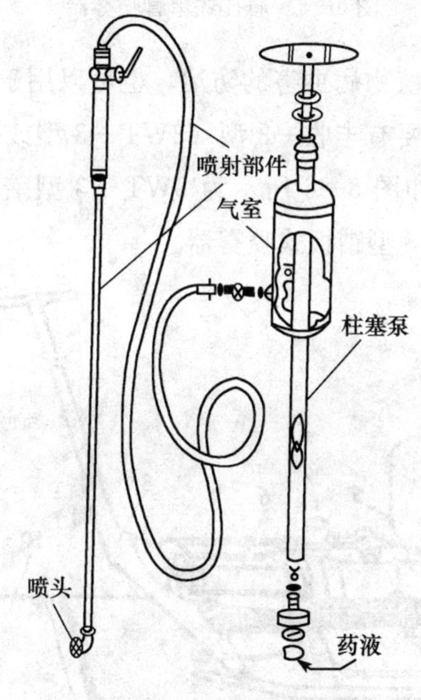

图 5—4　普通单管喷雾器

（4）踏板式喷雾器

此类喷雾器是一种喷射压力较高、射程较远、雾滴较细的手持式喷雾器。操作人员用脚踏机座，用手推摇杆前后摆动，带动活塞泵往复运动，将药液吸入泵体，并压入空气室，达到一定压力后就可喷雾。此类喷雾器的特点是重量较大，体积也较大，喷雾器放置在地上，故可用两手同时使力，前后推动摇杆，因此产生的压力大，雾化性能好，射程远，

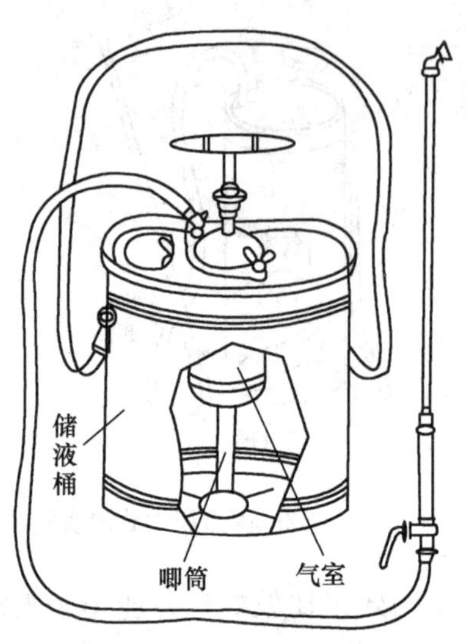

图 5—5　肩挂式单管喷雾器

适用于果树及园林等植物病虫害的防治，也可以用于仓储除虫。目前常用的踏板式喷雾器主要有丰收—3 型（3WT－3 型或者 3WT－4 型）和 3WY－28 型两种。如图 5—6 所示为 3WT－3 型踏板式喷雾器，如图 5—7 所示为 3WY－28 型踏板式喷雾器。

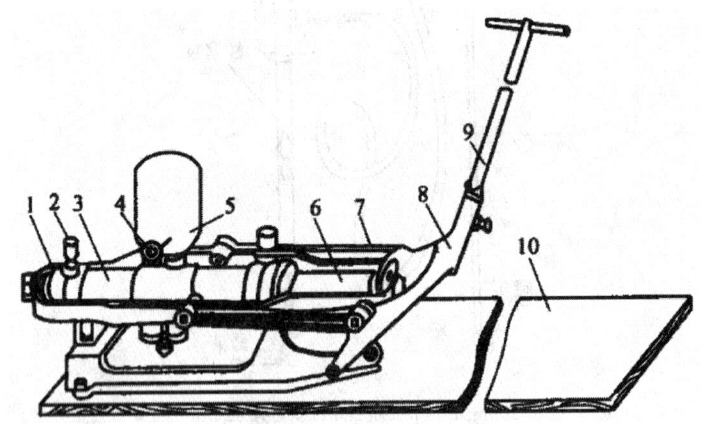

图 5—6　3WT－3 型踏板式喷雾器

1—框架　2—油杯　3—泵缸　4—出液口　5—空气室　6—柱塞
7—连杆　8—杠杆　9—摇杆　10—踏板

2. 机动喷雾器械

机动喷雾喷粉机的原理是采用气压输液、气力喷雾喷粉原理，由汽油机驱动工作。该机型具有结构紧凑、操作灵活、生产率高、使用性广、

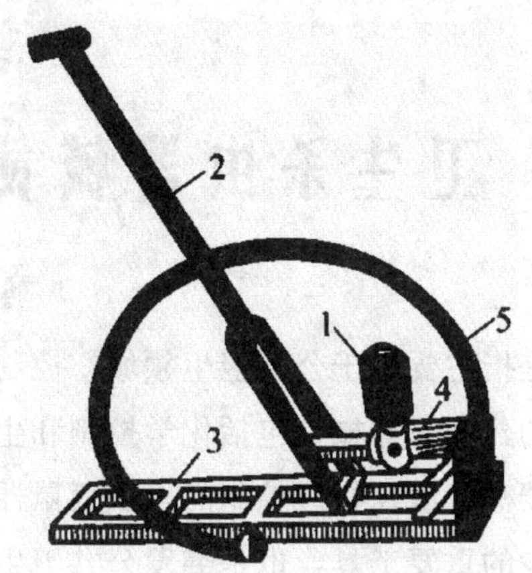

图 5—7　3WY—28 型踏板式喷雾器

1—空气室　2—摇杆　3—踏板　4—泵　5—吸水管

价格适中、喷洒质量好等优点。

背负式机动喷雾喷粉机由机架、风机、药箱、喷药部件等组成。近几年代表性的机型是背负式泰山—18 型机动弥雾喷粉机，如图 5—8 所示。

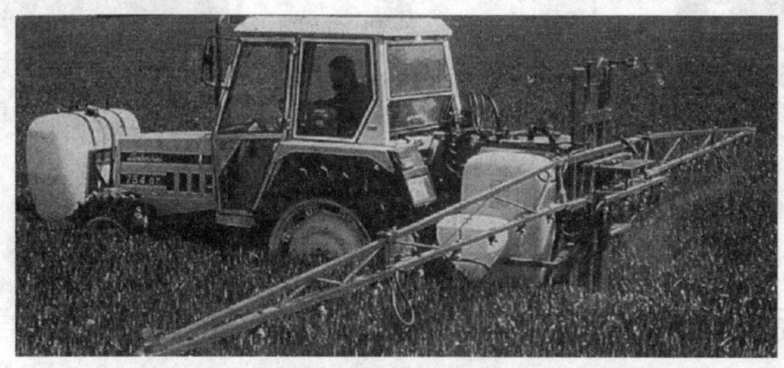

图 5—8　背负式泰山—18 型机动弥雾喷粉机

担架式机动喷雾器主要工作部件安装在担架上，大面积绿地作业时，由工作人员抬着担架，机动喷雾。

3. 车载喷雾器械

一般指用机动车辆作动力，依靠风机产生的强大气流，吹送药液雾滴到高大植物的各个部位，如 6HW—80 射程喷雾机。

第二节　卫生杀虫器械使用知识

卫生杀虫器械是指主要用于公共卫生领域，控制病媒生物与影响人群生活休息的害虫的药物与器械，包括化学控制和生物控制所需的化学与生物农药，施药器械，以及物理控制的杀虫灭鼠器械等。它是病媒生物综合治理不可缺少的重要工具，也是突发公共卫生事件应急处理的重要物资。

1. 小型家用喷雾器

常用的小型家用喷雾器有手推式、手扳式、掀压式等。如图 5—9 所示为常用的小型喷雾器。

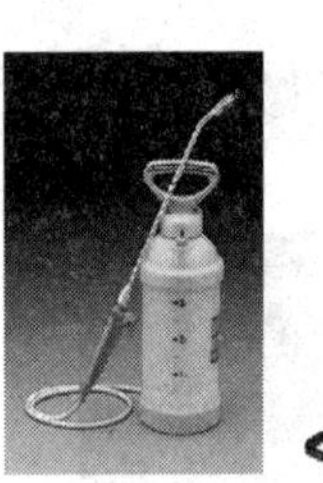
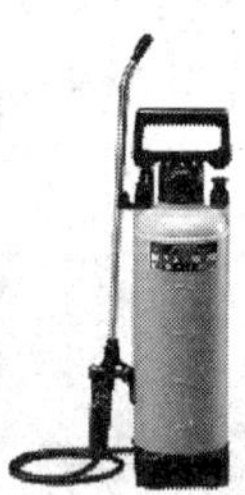
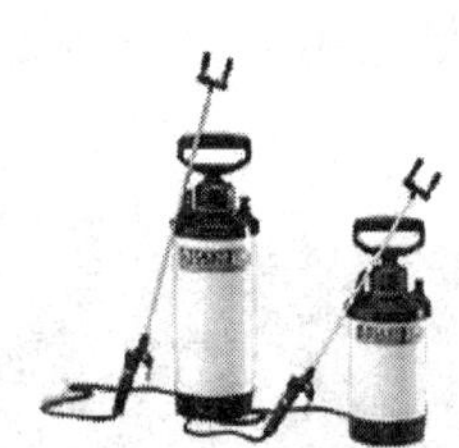
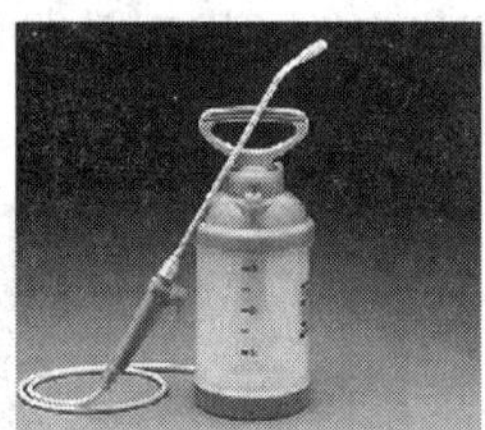

图 5—9　小型家用喷雾器

2. 气雾器（罐）

气雾器是一次性气雾罐和带气装置的气雾器（见图 5—10）。目前中国气雾器生产厂家较多，应用非常普遍，可用于杀飞虫、爬虫。由于雾滴小且能较长时间悬浮在防治空间内，可达到很好的防治效果，使用非常方便。

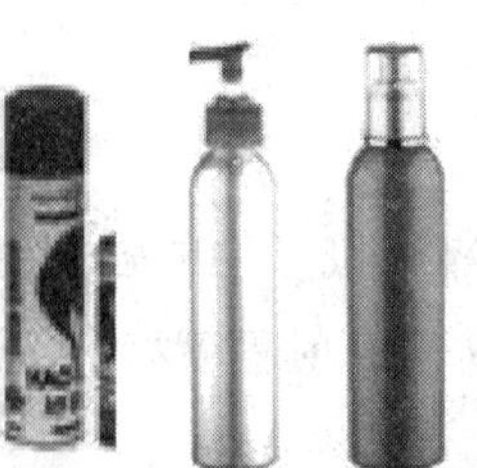
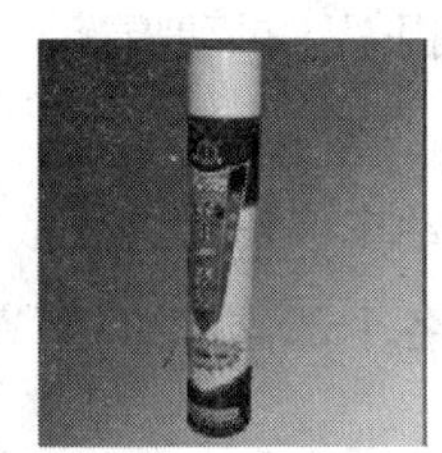

图 5—10　铝制气雾器系列

3. 手动喷雾器

手动喷雾器包括手持压缩器和背负喷雾器。手持压缩器体积小，重量轻，主要用于小型、少量的局部控制；背负喷雾器体积小，重量轻，采用工程塑料或不锈钢制造，适于仓储、外环境、垃圾场等处消杀。如图 5—11 所示为常见的背负式喷雾器；如图 5—12 所示为手持压缩器。

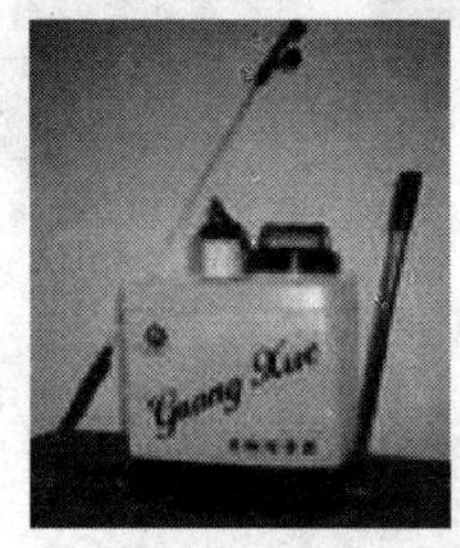

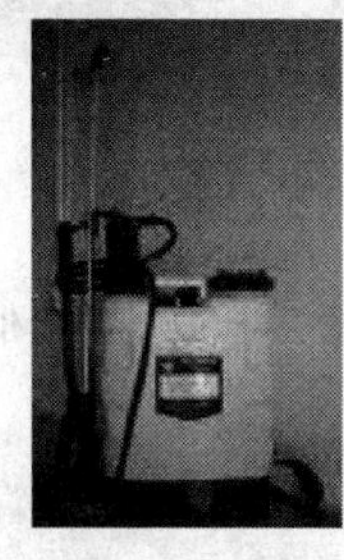
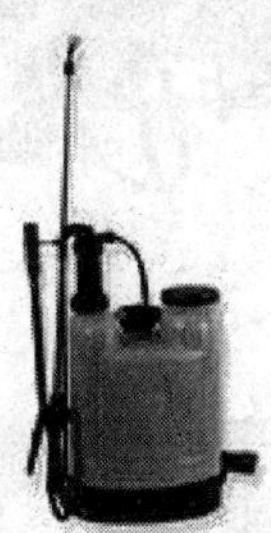

图 5—11　背负喷雾器

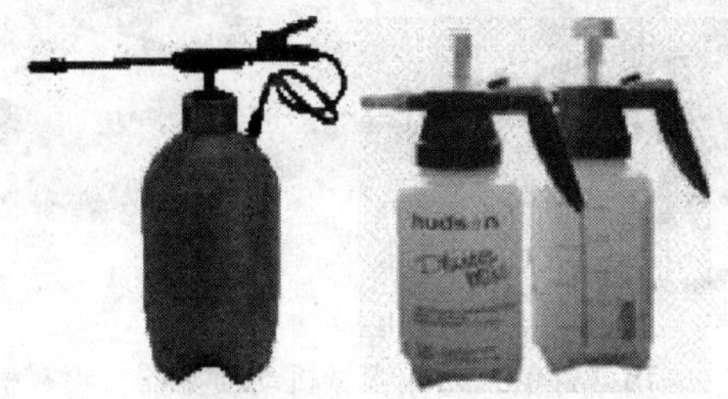

图 5—12　手持压缩器

4. 机动喷雾器

机动喷雾器主要为背负式喷雾器，结构紧凑，重量轻，功效高，喷幅宽，适用于大面积快速喷洒、消毒。如图 5—13 至 5－16 所示为不同

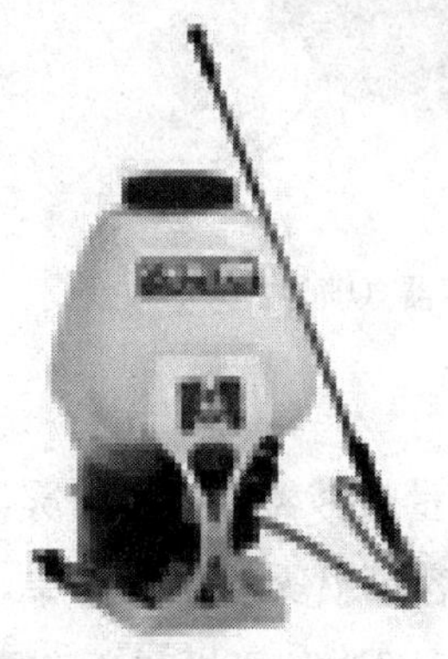
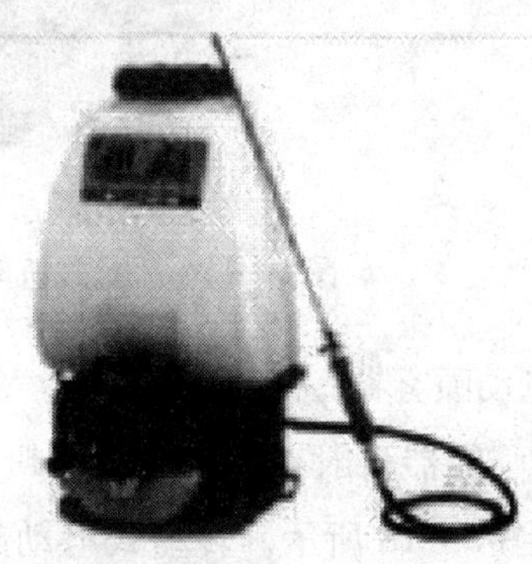

图 5—13　背负式动力喷雾器

类型机动喷雾器。

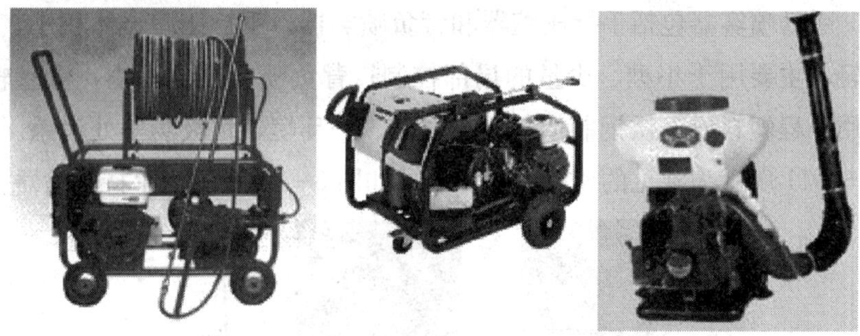

图 5—14　高压动力喷雾器

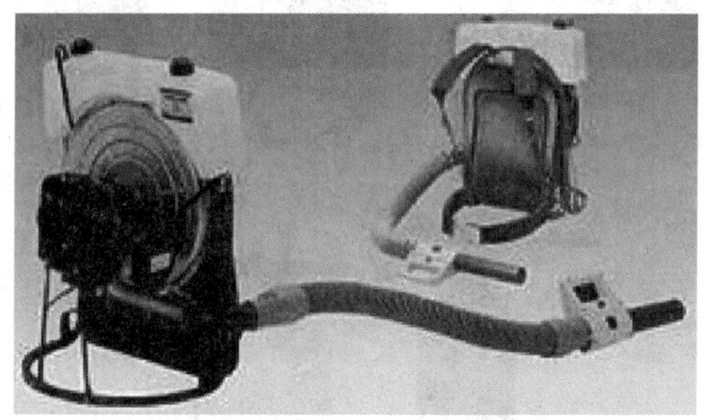

图 5—15　背负式超低容量机动喷雾器（喷雾机）

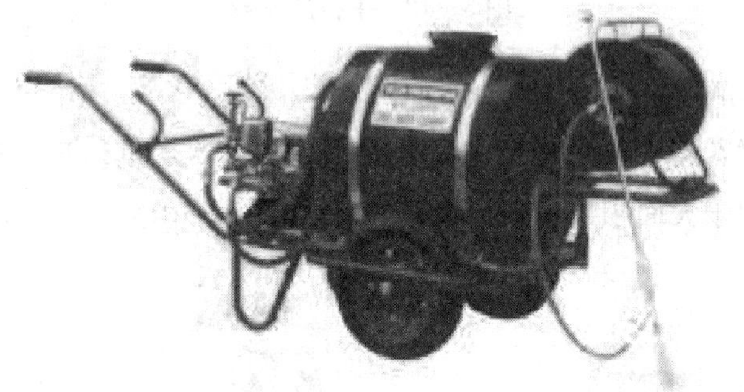

图 5—16　手推式机动喷雾器（喷雾机）

5. 电动喷雾器

电动喷雾器一般有转盘式电动超低容量喷雾器和电动喷雾器，如图 5—17 和图 5—18 所示。转盘式电动超低容量喷雾器结构简单，使用轻便，功效高，用液量少。电动喷雾器采用小型轴流风机和高速雾化喷嘴，其特点为重量轻，携带方便，针对性好等。可用于医院、餐厅、仓库、疗养院、学校、温室和其他公共场所等环境或蚊蝇孳生地的防治，也可用于喷洒空气清净剂等。

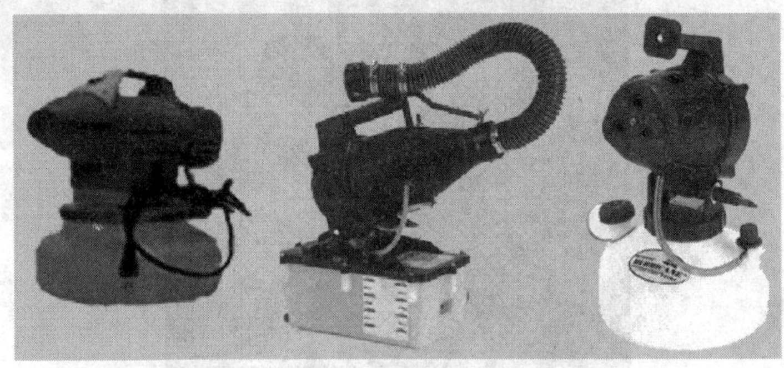

图 5—17　电动超低容量喷雾器

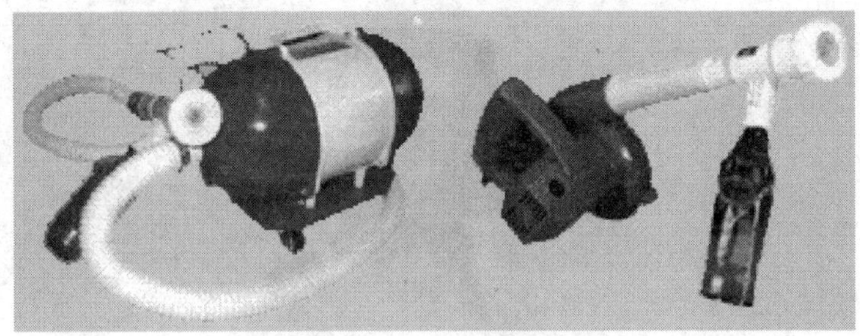

图 5—18　电动喷雾器

6. 烟雾机

利用烟雾施药技术防治病虫害主要是依靠烟雾很好的弥漫性、扩散性，可到达其他方法很难防治到的地方的特点而进行的。适用于下水道、化粪池、垃圾中转站、仓库、农贸市场、宾馆、饭店等处的杀蟑、灭蚊、蝇及消毒等工作，具有功效高、成本低、药效长等特点。如图 5—19 至图 5—23 所示为不同类型的烟雾机。如图 5—24 所示为用烟雾机防治卫生害虫。

7. 车载式喷雾机

目前，我国卫生消杀上车载式喷雾机用得不多，国外有很多品种和专门设计的车载式喷雾机。如 TJFA－100E 车载式喷雾机（见图 5—25）。

8. 粘蝇纸（条）

粘蝇纸（条）是一种有效的灭蝇工具（见图 5—26），适于农贸集市、水果摊、中小饭店等一些不适于喷洒杀虫药剂的场所灭蝇，对人畜

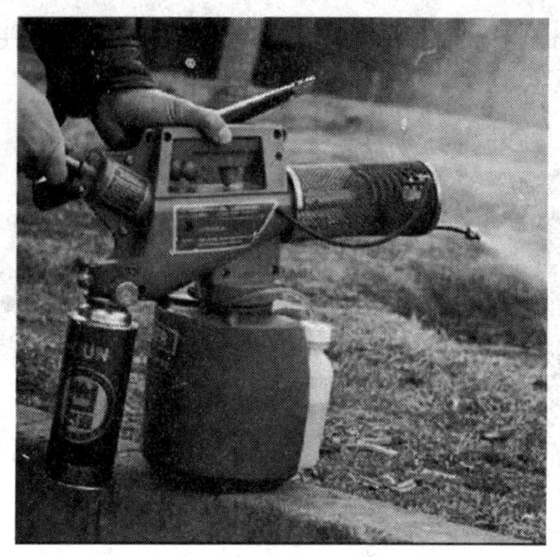

图 5—19　SP2000 烟雾机

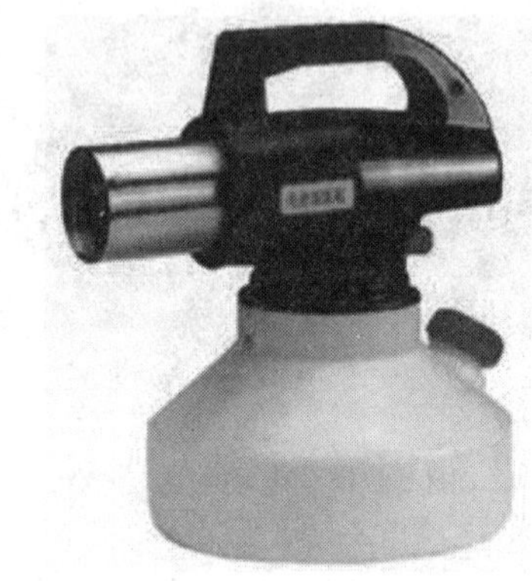

图 5—20　DYJ—2 型电动烟雾机

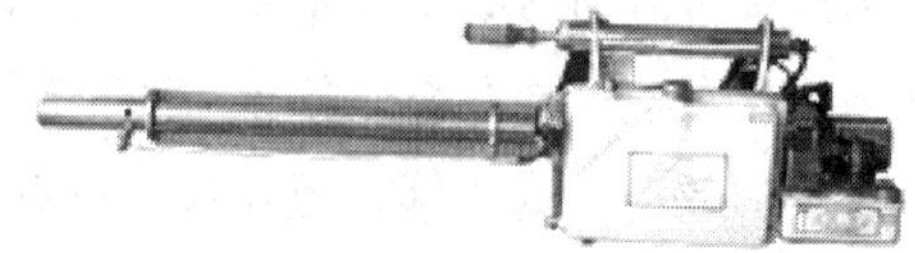

图 5—21　手提式烟雾机

和环境安全。

9. 电灭蚊蝇器

电灭蚊蝇器（见图 5—27）是以发光灯管为诱饵，通过高压电网击杀蚊蝇的装置，为物理杀虫器械，目前广泛应用于多种场所，尤其是在饮食行业中使用的灭蝇灯，以及在公园、广场、住宅小区等群众生活、休闲、运动场所使用的灭蚊灯等，因其对环境无污染，受到民众欢迎。

10. 蜚蠊粘捕器

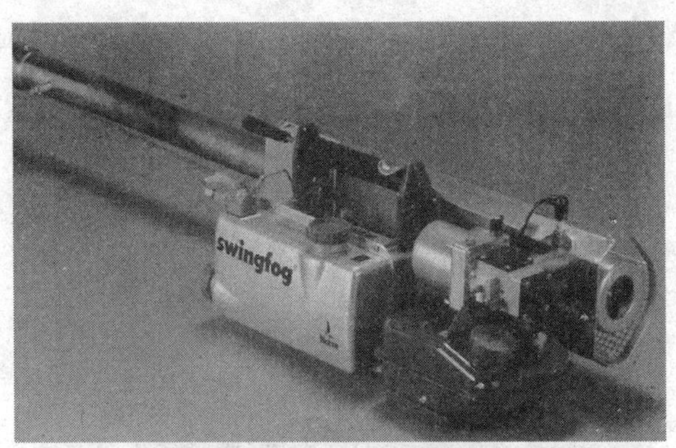

图 5—22　脉冲手持热雾机（Motan GmbH）

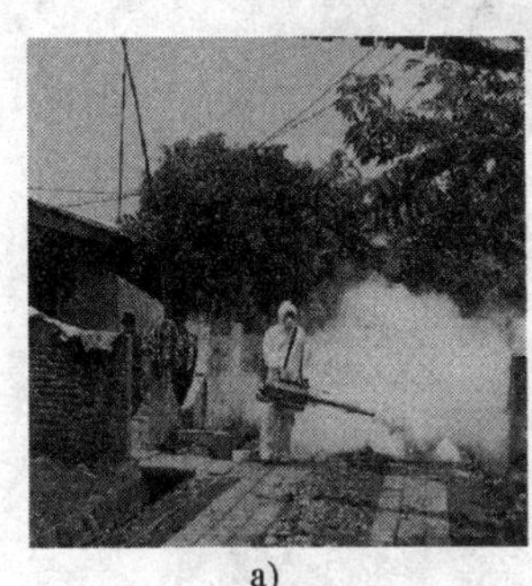

a)

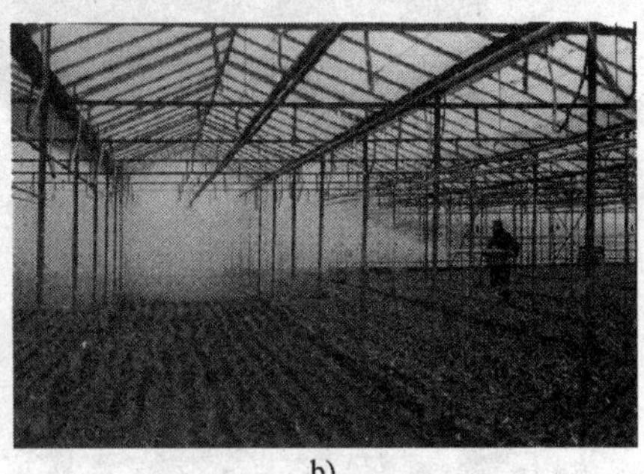

b)

图 5—23　热雾机

a）用于媒介昆虫防治　b）用于温室害虫防治

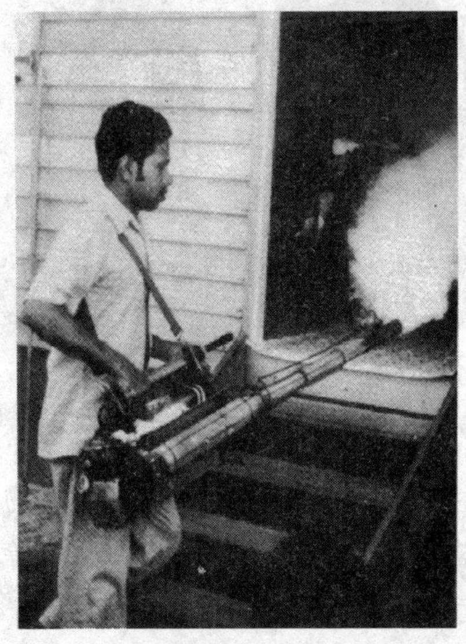

图 5—24　用烟雾机防治卫生害虫

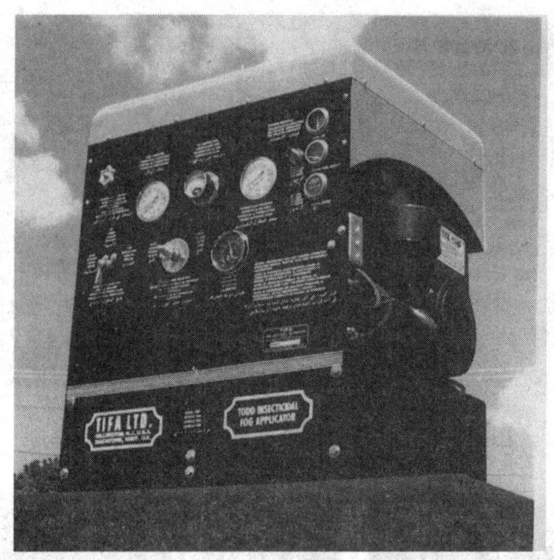

图 5—25　TJFA－100E 车载式喷雾机

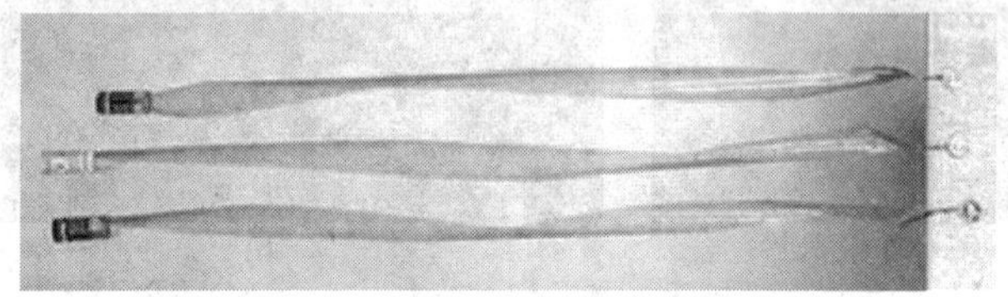

图 5—26　条型粘蝇纸

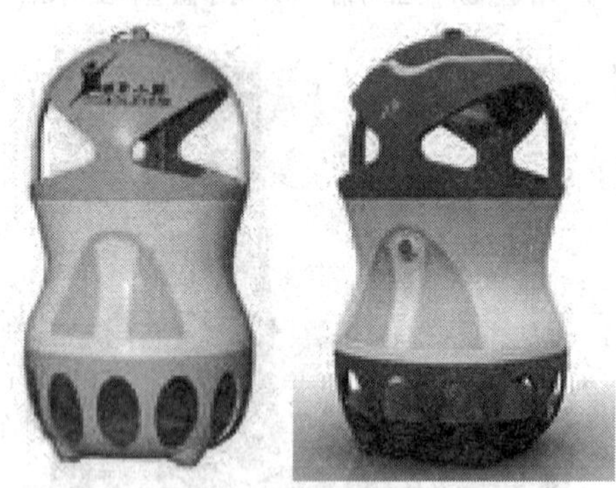

图 5—27　光催化捕杀蚊蝇器及卡通型 JX－M02

用于对家居卫生害虫——蜚蠊进行粘捕的一种物理杀虫器具（见图 5—28）。蜚蠊诱捕器具有不用电、不用药、效果好等优点，能迅速诱捕蜚蠊，安全卫生无污染，可反复使用。适用于宾馆、医院、餐厅、商店及住宅。

11. 粘鼠板

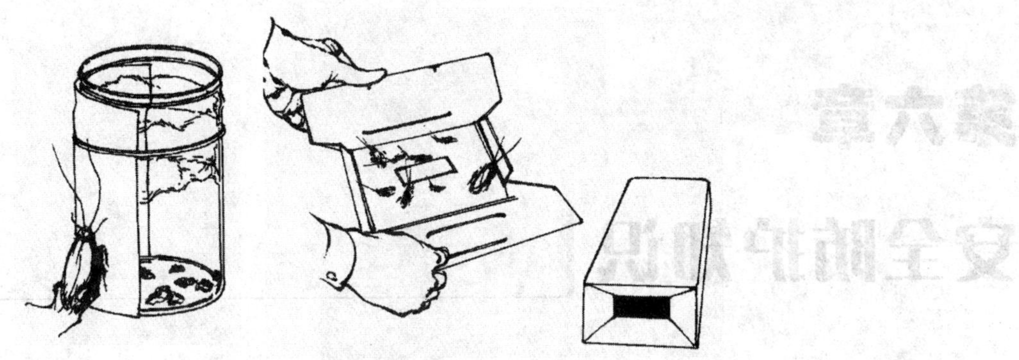

图 5—28　蜚蠊诱捕器

粘鼠板（见图 5—29）上面粘有一层强烈黏液，有的粘鼠板上放有老鼠喜欢吃的东西。一般将粘鼠板放置于老鼠经常出没的地方（一张或几张），一旦老鼠碰到粘鼠板，很难逃脱。将老鼠取下，可继续使用。

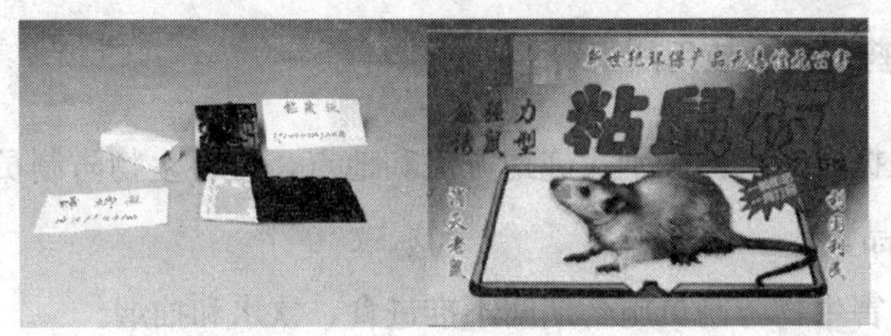

图 5—29　粘鼠板

第六章

安全防护知识

一、药剂安全使用知识

1. 根据农药毒性级别、施药方法和地点，有害生物防制员穿戴相应的防护用品。

2. 有害生物防制员施药期间不准进食、饮水和抽烟。

3. 施药时要注意天气情况。雨天，下雨前，大风天气，气温高时（30℃以上）不要喷药。雨天、下雨前喷药时药品容易被冲刷流失，影响效果；大风天气，喷药时药品容易飘移，造成植物药害和人、畜中毒事故。气温高时，操作和防护不便，容易出现危险。

4. 有害生物防制员要始终处于上风向位置施药。

5. 库房熏蒸时，应设置“禁止入内”“有毒”等标志，熏蒸库房内温度应低于 35℃；熏蒸作业必须由 2 人以上轮流进行，并设专人监护。

6. 配制新鲜灭鼠毒饵时应在远离住宅区、水源、食品库、畜舍并且通风良好的场所进行；不得用手接触操作。

7. 施用高毒农药，必须有 2 名以上有害生物防制员；有害生物防制员每日工作不超过 6 h，连续施药不超过 5 天。

8. 施药时，不允许非操作人员和家畜在施药区停留，凡施过药的区域，应设立警告标志。

9. 临时在室外放置农药及施药器械，必须有人看管。

10. 有害生物防制员如有头痛、头昏、恶心、呕吐等中毒症状时，应立即离开现场急救治疗。

11. 不要用嘴去吹堵塞的喷头，应用牙签或水来疏通喷头。

12. 一般至少 24 h 以后才能进入喷药的园林、绿地等处。

13. 未经训练的人员不得从事施药工作。

14. 不要让儿童接触农药，要在远离儿童的区域进行安全作业。

15. 减轻噪声造成的影响。通过替换有害生物防制员和在施药期间进行一定的休息，可以减轻有害生物防制员连续受到噪声的危害。尤其是在室内喷药时，更需要提供听力保护。飞机防治时，也要考虑驾驶员的安全。

16. 飞机喷洒农药前要做好组织工作，施药区域边缘要设明显警告标志，有信号指挥，不得进入已喷药区。飞机上盛药容器应尽可能密封，盛装农药时应尽量采用机械方法，并有专人指导。

遵循以上原则和要求施药可以有效地防治病虫害和鼠害，而且可以保证人、畜和环境安全。

二、中毒急救知识

1. 中毒症状

由于不同农药的作用机制不同，所以有不同的中毒症状表现，一般表现为恶心呕吐、呼吸障碍、心搏骤停、休克、昏迷、痉挛、激动、烦躁不安、疼痛、肺水肿、脑水肿等。为了尽量减轻症状和死亡，必须尽快、及时地采取急救措施。

2. 急救措施

（1）去除农药污染源，防止农药继续进入人体内，是急救中很重要的措施之一。

1）经皮肤引起的中毒者，应立即脱去被污染的衣裤，迅速用温水冲洗干净，或用肥皂水冲洗（敌百虫除外，因其遇碱后会变为更毒的敌敌畏），或用 4%碳酸氢钠溶液冲洗。若眼内溅入农药，立即用生理盐水冲洗 20 次以上，然后滴入 2%可的松和 0.25%氯霉素眼药水，疼痛加剧者，可滴入 1～2 滴普鲁卡因溶液。

2）吸入引起中毒者，应立即将中毒者带离现场到空气新鲜地方去，并解开衣领、腰带，保持呼吸畅通，除去假牙，注意保暖，严重者送医院抢救。

3）经口引起中毒者，应尽快引吐、洗胃、导泻或对症使用解毒剂。

①引吐是排除毒物很重要的方法。先给中毒者喝 200～400 ml 水，然后用干净的手指或筷子等刺激咽喉部引起呕吐；用 1%硫酸铜液每 5 min 一匙，连用 3 次；用浓食盐水、肥皂水引吐；用中药胆矾 3 g、瓜蒂 3 g 研成细末 1 次冲服；砷中毒用鲜羊血引吐。

注意事项：引吐必须在人的神志清醒时采用，人昏迷时绝不能采用，以免因呕吐物进入气管造成危险，呕吐物必须留下以备检查。

②洗胃。引吐后应尽早、尽快、彻底地进行洗胃，这是减少毒物在人体内存留的有效措施，洗胃前要去除假牙，根据不同农药选用不同的洗胃液。

注意事项：若神志尚清醒者，自服洗胃剂；神志不清者，应先插上气管导管，以保持呼吸道畅通，要防止胃内物倒流入气管，在呼吸停止时，可进行人工呼吸抢救；抽搐者应控制抽搐后再行洗胃；服用腐蚀性农药的不宜采用洗胃，引吐后，口服蛋清及氢氧化铝胶、牛奶等以保护胃黏膜；最严重的患者不能插胃管，只能用手术剖腹造瘘洗胃，这是在万不得已时采用。

③导泻。毒物已进入肠内，只有用导泻的方法清除毒物。导泻剂一般不用油类泻药，尤其是苯作溶剂的农药。导泻可用硫酸钠或硫酸镁 30g 加水 200ml 一次服用，再多饮水加快导泻。有机磷农药重度中毒，呼吸受到抑制时不能用硫酸镁导泻，避免镁离子大量吸收加重呼吸抑制。磷化锌中毒也不能用硫酸镁。

（2）及早排出已吸收的农药及其代谢物，可采用吸氧、输液、透析等方法。

1）吸氧。气体状或蒸汽状的农药引起中毒，吸氧后可促使毒物从呼吸道排除出去。

2）输液。在无肺水肿、脑水肿、心力衰竭的情况下，可输入 10% 葡萄糖盐水等促进农药及其代谢产物从肾脏排除出去。

3）透析。采用结肠、腹膜、肾透析

（3）注射解毒剂（阿托品或者解磷定）

阿托品实际上不是解毒剂，而是一种比较好的症状缓解剂。严重中毒时，首次注射阿托品 2～3 mg，以后每隔 15～30 min 注射一次，至瞳孔开始散大，肺水肿开始消失，然后改为皮下注射 1～2 mg，每隔 30

min 一次，意识开始恢复和瞳孔散大后，停止给药，但仍要继续观察，总剂量可达到 20～65 mg。轻度中毒者，首次皮下注射阿托品 0.5～1 mg，必要时每 2 h 注射一次，总剂量可达到 3～9 mg。

三、机动药械安全操作知识

1. 使用前要检查各部件安装是否正确、牢固。

2. 新机动药械或维修后的机动药械，首先要排除缸体内封存的机油。排除方法是先卸下火花塞，用左手拇指堵住火花塞孔，然后用启动绳拉几次，迫使汽缸内机油从火花塞喷出，用干净布擦干火花塞孔腔及电极部分的机油。

3. 新机具或维修后更换过汽缸垫及曲柄连杆总成的发动机，使用前进行磨合。磨合后用汽油对发动机进行一次全面清洗。

4. 检查压缩比，用手转动启动轮，活塞靠近上死点时有一定的压力；超过上死点时，曲轴能很快地自动转过一个角度。

5. 检查火花塞跳火情况，将高压线端距曲轴箱体 3～5 mm，再用手转动启动轮，检查有无火花出现，一般蓝火为正常。

6. 汽油缸转速的调整，机动药械经拆装或维修后，需重新调整汽油机转速。

7. 根据作业需要，按照使用说明书的步骤装上对应的喷射部件及附件。

8. 喷雾机每天使用结束后，应倒出箱内残余药液。

9. 清除机器各处的灰尘、油污、药迹，并用清水清洗药箱和其他与药剂接触的塑料件、橡胶件。

10. 检查各螺丝、螺母有无松动，工具是否齐全。

11. 保养后的机动药械应放在干燥通风的室内，切勿靠近火源，避免与农药等腐蚀性物质放在一起。

第七章

相关法律、法规知识

一、中华人民共和国传染病防治法

2004年8月28日，经第十届全国人民代表大会常务委员会第十一次会议表决通过了传染病防治法修订案，修订的《中华人民共和国传染病防治法》自2004年12月1日起施行。作为有害生物防制员，认真学习《中华人民共和国传染病防治法》，领会其中的新精神，对于做好传染病的预防、控制工作，维护公共卫生安全，保障人民群众健康具有重要意义。

1989年起实施的《中华人民共和国传染病防治法》，是在总结建国以来我国传染病防治的工作经验的基础上制定的，是一部针对性、操作性比较强的法律，在2003年全国抗击“非典”战斗中发挥了极其重要的作用，同时也发现了传染病防治法的一些缺陷。在认真总结抗击“非典”和防治高致病性禽流感实践经验的基础上，对传染病防治法进行了修订，突出了对传染病的预防和预警，健全了疫情的报告、通报和公布制度，加强了疫情控制，强化了传染病的医疗救治，进一步明确了各方面的责任和义务。

修订后的传染病防治法共9章80条，其文字篇幅均较原有传染病防治法7章41条有较大的增加。原有传染病防治法有35种传染病列为法定传染病，修订的传染病防治法有37种，其中甲类2种，乙类25种，丙类10种。其中将原来按照甲类传染病管理的艾滋病改为按照一般乙类传染病管理，将传染性非典型肺炎、高致病性禽流感列入乙类传染病但按照甲类传染病管理，将原来丙类传染病中的肺结核、新生儿破伤风、血吸虫病调整为乙类传染病，将原来乙类传染病中的黑热病、流行性和地方性斑疹伤寒调整为丙类传染病。另外，根据病原体的分类，还将列入法定传染病的病种按照病毒、细菌、螺旋体、寄生虫的顺序重新作了调整。

修订后的传染病防治法呈现了以下五个亮点：

1. 区别对待，分类管理

“非典”、禽流感列入乙类按甲类传染病对待，艾滋病由甲类降为乙类。

2. 尊重知情权，增强透明度

建立疫情报告、通报和公布制度，隐瞒、谎报、缓报者将受惩处。

3. 消除歧视，尊重隐私

不得歧视乙肝携带者等传染病病人；疾病预防控制机构、医疗机构不得泄露涉及个人隐私的有关信息、资料。

4. 严格医院救治义务

防止医院成为传染源；医院不得拒收传染病病人。

5. 规范实验室管理

加强实验室的管理，严防传染病病原体的实验室感染和病原微生物的扩散。

在法定的37种传染病中，由鼠和蚊、蝇、蟑螂等媒介生物传播的传染病有鼠疫、流行性出血热、流行性乙型脑炎、登革热、钩端螺旋体病、疟疾等。

第二章“传染病预防”第十三条明确规定：“各级人民政府组织开展群众性卫生活动，进行预防传染病的健康教育，倡导文明健康的生活方式，提高公众对传染病的防治意识和应对能力，加强环境卫生建设，消除鼠害和蚊、蝇等病媒生物的危害。”“各级人民政府农业、水利、林业行政部门按照职责分工负责指导和组织消除农田、湖区、河流、牧场、林区的鼠害与血吸虫危害，以及其他传播传染病的动物和病媒生物的危害。”“铁路、交通、民用航空行政部门负责组织消除交通工具以及相关场所的鼠害和蚊、蝇等病媒生物的危害。”

学习《中华人民共和国传染病防治法》，要领会好新精神，落实预防、控制和消除传染病的发生与流行的各项措施，以保障人体健康和公共卫生的安全。

二、中华人民共和国食品卫生法

《中华人民共和国食品卫生法》于 1995 年 10 月 30 日第八届全国人民代表大会常务委员会第十六次会议通过，1995 年 10 月 30 日中华人民共和国主席令第 59 号公布，自 1995 年 10 月 30 日起施行。

《中华人民共和国食品卫生法》共 9 章 57 条，分别由总则、食品的卫生、食品添加剂的卫生、食品容器、包装材料和食品用工具、设备的卫生、食品卫生标准和管理办法的制定、食品卫生管理、食品卫生监督、法律责任、附则等 9 章组成。

《中华人民共和国食品卫生法》第一章第一条对制定食品卫生法的目的作了如下规定："为保证食品卫生，防止食品污染和有害因素对人体的危害，保障人民身体健康，增强人民体质，制定本法。"根据本条规定，制定食品卫生法的目的主要有四个：

1. 保证食品的卫生

（1）食品应当无毒无害，不能对人体造成任何危害。

（2）食品应当具有相应的营养，以满足人体维持正常生理功能的需要。

（3）食品应当具有相应的色、香、味等感官性状。

2. 防止食品污染和有害因素对人体的危害

食品污染是指在食品生产经营过程中，可能对人体健康产生危害的物质介入食品的现象。有害因素是指食品本身含有的或者在食品生产经营过程中产生的可能对人体健康产生危害的物质。

（1）由于外界污染造成的食品卫生问题，如被致病微生物、寄生虫、农药、重金属及其他有害化学物及放射性物质污染等。

（2）加入食品中的各种添加剂使用不当引起的卫生问题。

（3）食品本身含有的有毒物质，如河豚、毒蘑菇等。

（4）在食品加工过程中产生的或加入的有害物质，如酒中的甲醇、发芽土豆产生的龙葵素等。

（5）各种情况下食品感官性状的异常变化。

3. 保障人民身体健康

一是食品生产经营者生产经营的食品，必须有益于消费者的身体健康；二是消费者的生命安全和健康受法律保护。

4. 增强人民体质

“民以食为天”，人类的生存和发展离不开食品。人每天都要吃一定量的食品，从中摄取人体所需要的各种营养素，如蛋白质、脂肪、碳水化合物、维生素、无机盐和水等，以便满足自身的生理需要。

第八条明确了食品生产经营过程是指从食品原料采购、加工、储存、陈列、运输、供应、销售的全过程。这个过程涉及与保证食品卫生有关的环境、场所、设施、用具、布局、原材料以及人员等。本条规定的卫生要求共有10项内容。第一款规定，生产经营环境，要定期及不定期清扫，保持内外环境整洁。消除苍蝇、老鼠、蟑螂和其他有害昆虫及其孳生条件的措施要科学、有效，责任到人，可以采用物理和化学等消杀灭方法。若使用化学方法应使有毒有害物质的残留量降低到最低限度，达到卫生标准要求。食品生产经营场所不得同时存放毒物，食品企业不得生产毒物或其他有碍食品安全卫生的产品。化工企业生产食品添加剂时，应有专用车间及设备。食品生产经营过程中使用的洗涤剂、消毒剂及洗涤消毒剂应有专柜存放、上锁，并由专人管理；杀虫药剂、杀鼠剂不能存放于食品生产场所。食品与毒物（农药、化肥、杀虫药剂等）不能同柜售卖，以防污染食品。食品生产经营场所还必须与有毒有害的污染源保持规定的距离，以不造成直接或间接污染为原则。不同行业与不同污染源的间隔距离按有关规定执行。第三款规定，食品生产经营企业必须具有消毒、更衣、盥洗、采光、照明、通风、防腐、防尘、防蝇、防鼠、洗涤、污水排放、存放垃圾和废弃物等13项设施。各食品行业的每项设施要求按卫生部制定的食品企业生产卫生规范执行。供操作人员消毒、更衣、盥洗的设施数量充足，用专用消毒设施、专用更衣间、盥洗水龙头的设置以尽量减少对手的污染为原则。采光通风充足，要采取安装帘、风幕、纱窗，防鼠网等防尘、防蝇、防鼠措施，污水排放口要加网防鼠，采用化学方法如毒饵诱杀老鼠，应避免交叉污染食品。垃圾废弃物存放要有密闭设施。第八款规定，个人卫生指食品生产经营人员的衣着外观整洁，指甲常剪，头发常理，经常洗澡等。保持个人卫生，是生产经营人员必须遵守的卫生制度。

三、中华人民共和国农药管理条例

《中华人民共和国农药管理条例》（以下简称条例）为 1997 年 5 月 8 日国务院令第 216 号发布，根据 2001 年 11 月 29 日《国务院关于修改〈农药管理条例〉的决定》修订。条例共 8 章 49 条，由总则、农药登记、农药生产、农药经营、农药使用、其他规定、罚则、附则等部分组成，明确了国务院农业行政主管部门负责全国的农药登记和农药监督管理工作，县级以上各级人民政府其他有关部门在各自的职责范围内负责有关的农药监督管理工作。农药作为特殊商品，采取国家农药登记管理制度、认证制度、生产许可证制度，同时对农药生产的过程和包装、标签也作出了相应的规定。

多年来，各级农业等部门认真贯彻实施条例，农药管理工作取得了明显成效。但是，与当前农业和农村经济新形势的要求相比，与我国作为农药生产、使用和出口大国的地位相比，农药管理工作还存在一些需要解决的问题，主要是农药管理体系还不够健全，农药执法监督工作还不到位，市场上农药标签和产品质量等问题还比较突出。在鼠药的生产、流通和使用方面，还存在着严重的隐患和不安全因素。因此，《条例》第一条明确指出："为了加强对农药生产、经营和使用的监督管理，保证农药质量，保护农业、林业生产和生态环境，维护人畜安全，制定本条例。"

条例第二条对农药作了界定，农药包括用于不同目的、场所的下列各类：预防、消灭或者控制危害农业、林业的病、虫（包括昆虫、蜱、螨）、草和鼠、软体动物等有害生物的；预防、消灭或者控制仓储病、虫、鼠和其他有害生物的；调节植物、昆虫生长的；用于农业、林业产品防腐或者保鲜的；预防、消灭或者控制蚊、蝇、蜚蠊、鼠和其他有害生物的；预防、消灭或者控制危害河流堤坝、铁路、机场、建筑物和其他场所的有害生物的。

条例第五章为"农药使用"，农药使用中应遵守以下规定：县级以上各级人民政府农业行政主管部门应组织推广安全、高效农药，应加强对安全、合理使用农药的指导，减缓病、虫、草、鼠的抗药性，提高防治效果；林业、粮食、卫生行政部门应当加强对林业、储粮、卫生用农药的安全、合理使用的指导；应当遵守农药防毒规程，正确配药、施药，做好废弃物处理和安全防护工作，防止农药污染环境和农药中毒事故；使用农药应当遵守国家有关农药安全、合理使用的规定，按照规定的用药量、用药次数、用药方法和安全间隔期施药，防止污染农副产品。剧毒、高毒农药不得用于防治卫生害虫，不得用于蔬菜、瓜果、茶叶和中草药材；使用农药应当注意保护环境、有益生物和珍稀物种；严禁用农药毒鱼、虾、鸟、兽等。

条例第六章对以下违法行为有如下规定：

1. 任何单位和个人不得生产、经营、进口或者使用未取得农药登记证或者农药临时登记证的农药。

2. 禁止生产、经营和使用假农药：以非农药冒充农药或者以此种农药冒充他种农药的，所含有效成分的种类、名称与产品标签或者说明书上注明的农药有效成分的种类、名称不符的。

3. 禁止生产、经营和使用劣质农药：不符合农药产品质量标准的，失去使用效能的，混有导致药害等有害成分的。

4. 禁止经营产品包装上未附标签或者标签残缺不清的农药。

5. 禁止刊登、播放、设置、张贴未经登记的农药。

6. 任何单位和个人不得生产、经营和使用国家明令禁止生产或者撤销登记的农药。

7. 处理假农药、劣质农药、过期报废农药、禁用农药、废弃农药包装和其他含农药的废弃物，必须严格遵守环境保护法律、法规的有关规定，防止污染环境。

四、中华人民共和国环境保护法

环境的恶化严重威胁人类的生存，保护环境，刻不容缓。为合理利用环境与资源，防治环境污染和生态破坏，建设一个清洁适宜的环境，保护人民健康，协调环境与经济的关系，促进社会主义现代化建设的发展。1989 年 12 月 26 日第七届全国人民代表大会常务委员会第十一次会议通过《中华人民共和国环境保护法》（以下简称环保法）。全文共 6 章 47 条，由总则、环境监督管理、保护和改善环境、法律责任、附则等六部分组成。

环保法所称的环境，是指影响人类生存和发展的各种天然的和经过人工改造的自然因素的总体，包括大气、水、海洋、土地、矿藏、森林、草原、野生生物、自然遗迹、人文遗迹、自然保护区、风景名胜区、城市和乡村等。环保法的基本原则为：

1. 环境保护同经济建设和社会发展相协调的原则。

2. 预防为主、防治结合的原则 。

3. 奖励综合利用的原则。

4. 开发者养护、污染者治理的原则。

环保法第六条明确要求："一切单位和个人都有保护环境的义务，并有权对污染和破坏环境单位和个人进行检举和控告。县级以上地方人民政府环境保护行政主管部门，对本辖区的环境保护工作实施统一管理。国家海洋行政主管部门港务监督、渔政渔港监督、军队环境保护部门和各级公安、交通、铁道、民航管理部门，依照有关法律的规定对环境污染防治实施监督管理。县级以上人民政府的土地、矿产、林业、水利行政主管部门，依照有关法律的规定对资源的保护实施监督管理。"

环保法第二十六条规定，建设项目中防治污染的设施，必须与主体工程同时设计、同时施工、同时投产使用。防治污染的设施必须经原审批环境影响报告书的环境保护行政主管部门验收合格后，该建设项目方可投入生产或者使用。防治污染的设施不得擅自拆除或者闲置，确有必要拆除或者闲置的，必须征得所在地的环境保护行政主管部门同意。对违反环保法的行为，环境保护行政主管部门可给予警告或者处以罚款：

1. 拒绝环境保护行政主管部门或者其他依照法律规定行使环境监督管理权的部门现场检查或者在被检查时弄虚作假的。

2. 拒绝或者谎报国务院环境保护行政主管部门规定的有关污染物排放申报事项的。

3. 不按国家规定缴纳超标准排污费的。

4. 引进不符合我国环境保护规定要求的技术和设备的。

5. 将产生严重污染的生产设备转移给没有污染防治能力的单位使用的。

环保法第二十条明确规定："各级人民政府应当加强对农业环境的保护，防治土壤污染、土地沙化、盐渍化、贫瘠化、沼泽化、地面沉降和防治植被破坏、水土流失、水源枯竭、种源灭绝以及其他生态失调现象的发生和发展，推广植物病虫害的综合防治，合理利用化肥、农药及植物生长激素。"第三十三条又规定："生产、储存、运输、销售、使用有毒化学物品和含有放射性物质的物品，必须遵守国家有关规定，防止污染环境。”这就要求在开展有害生物防制时，要严格遵守环保法，防止对环境造成的污染。对有害生物防制要综合治理，以环境治理为基础，采取物理、生物、化学、法规防制等综合措施；要提倡使用绿色、高效、价廉的杀虫药品，不使用在土壤中不易分解、对动物和人类长期产生严重影响的氯、磷制剂。

五、中华人民共和国职业病防治法

在生产和劳动过程中，有些因素对于劳动者的健康可能产生一定的危害，这些因素称为职业性毒害，也叫生产性有害因素。由职业性毒害直接引起的疾病叫做职业病。职业病常具有以下特点：可找到致病的原因；早期或轻度职业病，常无特异的症状和体征；用于治疗的特效药较少，新药更少；经努力，可以预防。

为了预防、控制和消除职业病危害，防治职业病，保护劳动者健康及其相关权益，促进经济发展，根据宪法，2001 年 10 月 27 日经第九届全国人民代表大会常务委员会第二十四次会议审议通过，制定了《中华人民共和国职业病防治法》(以下简称职业病防治法)，并于 2002 年 5 月 1 日正式实施。职业病防治法科学地总结了我国建国以来职业病防治的成功经验，将行之有效的职业病防治措施上升为法律制度。职业病防治法的颁布实施是关系到亿万劳动者身体健康和切身利益的一件大事，充分体现了党和政府对广大劳动者的关怀，是“三个代表”重要思想的具体体现，也是我国社会主义民主与法制建设的重要成果。

职业病防治法共 7 章 79 条，明确了国务院卫生行政部门统一负责全国职业病防治的监督管理工作。国务院有关部门在各自的职责范围内负责职业病防治的有关监督管理工作。县级以上地方人民政府卫生行政部门负责本行政区域内职业病防治的监督管理工作。县级以上地方人民政府有关部门在各自的职责范围内负责职业病防治的有关监督管理工作。这部法律在职业病预防、职业卫生服务、职业病诊断、职业病病人保障、职业卫生监督管理等方面作出一系列的规定，确立了职业病防治的基本规范和具体制度，将职业病防治活动纳入了法制的轨道，这将使我国的职业病防治工作进入一个新阶段，在提高职业病防治水平、规范职业病防治行为，加强对劳动者健康保护，改善职业卫生服务，实施有效的职业卫生监督管理等方面，都会得到法律的保障和有力的支持。

在职业病防治法的总则部分，首先对职业病防治的基本方针、基本制度作出规定：

1. 预防为主、防治结合

这是职业病防治工作中必须坚持的基本方针，概括了职业病防治的基本要求。

2. 劳动者依法享有职业卫生保护的权利

这是劳动者的基本权利，也是制定职业病防治法的前提，或者说是这部法律产生的基础和最充足的理由。

3. 实行用人单位职业病防治责任制

这是在立法过程中确立的职业病防治的一项基本的制度，它的核心是用人单位对职业病防治负有法定的责任。

4. 依法参加工伤社会保险

这是职业病防治中保护劳动者的一项基本措施。

5. 国家实行职业卫生监督制度

职业病防治是职业卫生监督管理的重要组成部分，有关监督管理的体制、原则、权限、程序、行为规则等在法律上都做出了规定，具有权威性，对社会上有关的各方面都具有约束力。

6. 加强社会监督

在加强卫生行政部门监督管理的同时，还要依靠社会的力量，在社会力量的支持下加大查处力度。

为了有效预防职业病，职业病防治法第十三条规定，产生职业病危害的工作场所应当符合下列职业卫生要求：

1. 职业病危害因素的强度或者浓度符合国家职业卫生标准。

2. 有与职业病危害防护相适应的设施。

3. 生产布局合理，符合有害与无害作业分开的原则。

4. 有配套的更衣间、洗浴间、孕妇休息间等卫生设施。

5. 设备、工具、用具等设施符合保护劳动者生理、心理健康的要求。

6. 法律、行政法规和国务院卫生行政部门关于保护劳动者健康的其他要求。第三十一条还规定“用人单位的负责人应当接受职业卫生培训，遵守职业病防治法律、法规，依法组织本单位的职业病防治工作。”“用人单位应当对劳动者进行上岗前的职业卫生培训和在岗期间的定期职业卫生培训，普及职业卫生知识，督促劳动者遵守职业病防治法律、法规、规章和操作规程，指导劳动者正确使用职业病防护设备和个人使用的职业病防护用品。”“劳动者应当学习和掌握相关的职业卫生知识，遵守职业病防治法律、法规、规章和操作规程，正确使用、维护职业病防护设备和个人使用的职业病防护用品，发现职业病危害事故隐患应当及时报告。”

职业病防治法的一个最重要的特点，就是以保护劳动者的根本利益为基本出发点，反映了劳动者的意愿，代表了人民群众的利益。为此，有害生物防制员作为劳动者的一员，要学好法、用好法，用法律保护自己的利益。

六、中华人民共和国劳动法

第八届全国人大常委会第八次会议审议通过的《中华人民共和国劳动法》（以下简称劳动法）于 1995 年 1 月 1 日起施行。劳动法是中华人民共和国建国后第一部劳动方面的基本法律，它以宪法为依据，以改革开放 15 年来劳动体制改革的实践为基础，按照发展社会主义市场经济，调整劳动关系的需要，对用人单位和劳动者的权利、义务、行为规范和法律责任都作了明确规定，是我国第一部综合性的劳动法律。劳动法的颁布实施，为保护劳动者的合法权益，调整劳动关系，建立和维护适应社会主义市场经济的劳动制度提供了法律依据，必将有力促进我国经济发展和社会进步。

劳动权是劳动法的基本问题，劳动法中所规定的其他权利，如休息权、劳动报酬权、劳动安全卫生权、物质帮助权等，都是以劳动权的实现为前提的，整个劳动法可以说是建立在劳动者的劳动权得以实现和保障的基础上。劳动权是公民生存权利的基础。所以，劳动法的立法目的就在于保护劳动者的合法权益，这正是劳动法区别于其他法律的本质特征。我国宪法和劳动法典规定的劳动者的合法权益主要有：劳动权、劳动报酬权、休息休假权、劳动安全卫生保护权、物质帮助权、依法组织和参加工会权、民主管理权、职业技能培训权、享受社会保险和福利权、提请劳动争议处理权等。对劳动者权益的保护应是最基本的保护、平等的保护、侧重的保护、全面的保护。为了有效实施劳动法，需要由政府、工会组织、企业组织代表（应包括各种所有制形式、各种经济形式的组织代表）三方共同参与劳动关系的协调：在制定重要的劳动法律、法规时，应由政府、工会和企业组织代表共同参与，签订集体合同、进行集体协商谈判要体现三方原则，三方对日常出现的重大劳动争议和突发性事件进行协调和斡旋，三方共同监督劳动法的执行。

劳动法对每个单位、每位劳动者都有直接利益和密切的联系，其中是劳动者上岗前必须培训尤应引起我们的关注和重视。劳动法第六十八条规定："从事技术工种的劳动者，上岗前必须经过培训。"为此，有关部门制定了职业资格证书制度。这即是我国劳动制度改革的重要内容，也是培育和发展劳动力市场的重要举措，对促进劳动者提高就业能力和工作能力具有积极作用。要根据劳动法有关原则，对《中华人民共和国工种分类目录》中有技术等级的职业（工种）和制定出职业技能标准的新职业，从业者上岗前必须经过技能培训，并取得相应的职业资格证书。

七、中华人民共和国安全生产法

中华人民共和国第九届全国人民代表大会常务委员会第二十八次会议于 2002 年 6 月 29 日通过了《中华人民共和国安全生产法》（以下简称安全生产法），并自 2002 年 11 月 1 日起施行。这是我国法制建设中一件大事，也是全国加强安全生产管理工作一个重要步骤。安全生产法共分 7 章 97 条，包括总则、生产经营单位的安全生产保障、从业人员的权利和义务、安全生产的监督管理、生产安全事故的应急救援与调查处理、法律责任和附则。安全生产法是我国第一部有关安全生产管理的综合性法律，它的出台标志着我国安全生产的法制建设进入了一个新的阶段，这部法律以基本法的形式，对安全生产工作的方针、生产经营单位的安全生产保障、从业人员的权利义务、生产安全事故的应急救援和调查处理以及违法行为的法律责任等都做出的明确的规定，是加强安全生产管理、搞好安全生产工作的重要法律依据。因此，认真学习并深入领会安全生产法有关规定的内容的精神实质，并加以贯彻，具有十分重要的意义。

安全生产法是我国第一部全面规范安全生产的专门法律，在安全生产法律法规体系中占有极其重要的地位。它是我国安全生产法律体系的主体法，是各类生产经营单位及其从业人员实现安全生产所必须遵循的行为准则，是各级人民政府及其有关部门进行监督管理和行政执法的法律依据，是制裁各种安全生产违法犯罪行为的有力武器。安全生产法对于全面加强我国安全生产法制建设，强化安全生产监督管理，规范生产经营单位的安全生产，遏制重大、特大事故，促进经济发展和保持社会稳定，具有重大而深远的意义。

1. 安全生产法明确规定了各级人民政府在安全生产工作中的地位、任务和责任。只要各级人民政府特别是地方人民政府真正把安全生产当做重要工作来抓，处理好安全生产与稳定发展的关系，加强领导，采取有力措施，就能够遏制重大、特大事故，促进地方经济发展。

2. 安全生产法规定了各级安全生产监督管理部门是执法主体，依照本法对安全生产进行综合监督管理；同时规定了有关部门依照有关法律、行政法规规定的职责范围，对有关专项安全生产工作实施监督管理。这就把安全生产综合监督管理与专项监督管理的关系界定清楚了，有利于综合监管部门与专项监管部门依法各司其职，相互协同，齐抓共管，做好安全生产监督管理工作。

3. 生产经营单位是安全生产的主体。安全生产法对其生产经营所必须具备的安全生产条件、主要负责人的安全生产职责、安全管理机构和管理人员配置、生产经营现场的安全管理和安全生产违法行为的法律责任，都做出了严格、明确的规定。这对促进生产经营单位提高安全管理水平，具有重要意义。

4. 从业人员安全素质的高低，直接关系到能否实现安全生产。安全生产法在赋予从业人员安全生产权利的同时，还明确规定了从业人员必须履行的法定义务及其法律责任。如果从业人员能够切实履行这些义务，逐步提高自身的安全素质，将会加强安全生产基础工作，及时有效地避免和消除大量的事故隐患，从而掌握安全生产的主动权。

5. 安全生产法针对近年来主要的安全生产违法行为，设定了严厉的法律责任，其范围之广、力度之大是空前的。各级安全生产监督管理部门只有坚持有法必依、违法必究、执法必严的法制原则，秉公执法，严惩那些敢于以身试法的违法犯罪分子，才能形成一个强大的法制氛围，震慑违法犯罪分子，实现文明生产、安全生产。

6. 各单位要按照各自的工作，结合实际制定学习宣传、贯彻执行安全生产法的规划和工作计划，具体落实本单位的工作实际。